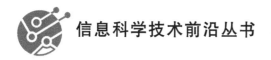

信息科学技术前沿丛书

深度学习在肿瘤诊断中的应用

张　征　张　波　阙喜戎　著

北京邮电大学出版社
www.buptpress.com

内 容 简 介

以深度学习为代表的人工智能技术不依赖用户交互,具有效率高、效果好等特点,在智能辅助诊断中得到了越来越广泛的应用。本书以面向前列腺癌的智能辅助诊断为切入点,针对医学图像标注困难、样本量少、泛化性能差等问题,分析探讨了面向医学图像数据的器官泛化分割、病灶分割分级以及病理图像分类三大主流医学图像处理任务,提出了基于元学习和域判别器的器官泛化分割算法、基于模态融合和形状学习的前列腺癌分割算法、基于图神经网络的病理图像分类算法等算法,并基于开源和私有数据集进行了大量的实验,结果显示本书所提算法均达到了领域内的领先水平。

图书在版编目(CIP)数据

深度学习在肿瘤诊断中的应用 / 张征,张波,阙喜戎著. -- 北京:北京邮电大学出版社,2024. -- ISBN 978-7-5635-7266-3

Ⅰ. R73

中国国家版本馆 CIP 数据核字第 2024YZ5497 号

策划编辑:姚　顺　　责任编辑:刘春棠　　责任校对:张会良　　封面设计:七星博纳

出版发行:北京邮电大学出版社
社　　　址:北京市海淀区西土城路 10 号
邮政编码:100876
发 行 部:电话:010-62282185　传真:010-62283578
E-mail:publish@bupt.edu.cn
经　　　销:各地新华书店
印　　　刷:保定市中画美凯印刷有限公司
开　　　本:720 mm×1 000 mm　1/16
印　　　张:10
字　　　数:190 千字
版　　　次:2024 年 7 月第 1 版
印　　　次:2024 年 7 月第 1 次印刷

ISBN 978-7-5635-7266-3　　　　　　　　　　　　　　　定　价:58.00 元

前　言

在以前列腺癌为代表的恶性肿瘤等重大疾病的临床诊断工作中,医学图像可以帮助医生更直观地了解患者的病情,为制订治疗方案提供必要的依据。但评阅医学图像需要经过长期专业培训且耗费大量的时间和精力。受专业水平、时间、精力等多方面因素的影响,医学图像的评阅效果会出现显著的观察者间和观察者内偏差。这些偏差会降低诊断工作的效率和效果,不利于专业医疗团队经验和技术的传承与推广,从而影响我国医疗事业的长期稳定发展。

以深度学习为代表的人工智能技术在智能辅助诊断中取得了越来越广泛的应用,深度学习模型不依赖用户交互,具有效率高、效果好等特点,还能够通过持续性训练不断提升性能。当前深度学习在智能辅助诊断中主要用于器官病灶分割、分级等工作。以前列腺癌的诊断为例,为了更好地评估患者的病情和制订治疗方案,医生会通过活检结果确定癌症的侵袭性及预计的生长速度(癌症等级),通过扫描检查确定患者是否有癌症扩散的迹象(癌症分期)。癌症等级通常采用格里森(Gleason)分级系统,通过在显微镜下分析病理切片来确定癌症的细胞成分,进而完成分级,这对应了深度学习中的图像分类任务;癌症分期通常采用 TNM 分期系统,通过病灶和器官的位置关系来描述癌症的大小以及是否已经扩散到前列腺之外,其中 T 代表"tumor",即原发灶,N 代表"node",即淋巴结,M 代表"metastasis",即远处转移,这对应了深度学习中的图像分割任务。

然而,与自然图像相比,医学图像具有多方面的独有特征,例如:医学图像通常为灰度图像,包含大量的噪声以及模糊的边界;受扫描设备、医生专业水平和使用习惯(扫描参数设定)、患者病情阶段等因素的影响,采集自不同医疗机构(站点)的医学图像存在着显著的数据分布差异(也称为域漂移),导致深度学习模型在处理与训练数据存在分布差异的新数据时性能大幅降低甚至失效;受患者身体颤动、血管跳动等因素的影响,医学图像中广泛存在着运动伪影等干扰情况;病灶分割通常需要使用多模态医学图像数据,而不同模态的图像在空间位置、分辨率、清晰度等方面存在较大的差异;受伦理等因素的影响,带有高质量标注的医学图像数据通常是十分稀缺的。医学图像的这些特征给深度学习模型的训练和应用带来了诸多挑战。

因此,为了让深度学习更好地用于辅助诊断工作,需要根据数据和任务的特点,有针对性地设计网络结构、模型训练策略。本书分为 3 章,第 1 章研究了面向多站点 MR 图像的器官泛化分割;第 2 章研究了面向多模态 MR 图像的病灶分割分级;第 3 章研究了基于图神经网络的病理图像分类。具体来说,本书的主要工作与贡献包括以下几个方面。

- 提出了一种隐空间正则化的元学习框架。该框架基于元学习拟合虚拟源域和虚拟目标域的差异来模拟真实的域漂移,通过域判别器来生成潜在特征类别预测以降低主干网络对数据分布的敏感性,通过图像重建对目标域图像的前景和背景进行重建以鼓励编码器学习无标注图像的判别性特征,从而实现对目标域图像中器官的精确分割。

- 提出了一种基于模态融合和形状学习的病灶分割算法。该算法使用基于注意力机制的模态融合网络融合来自不同模态 MR 图像的特征,通过基于多任务学习的形状学习网络在被融合的各类信息中更好地学习和识别病灶的形状信息,通过级联模态融合网络与形状学习网络实现端到端的前列腺癌检测网络,从而实现准确的病灶分割效果。

- 提出了一种基于图神经网络的病理图像分类框架。该框架通过将组织学图像抽象成细胞图、提取组织学图像的细胞核特征作为节点特征的方式将病灶分级任务抽象成细胞图分类任务,通过基于 ResNet-50 构建的特征编码器以自动化提取细胞核特征,通过使用 Transformer 来学习远距离节点之间的依赖关系,最终实现更准确的病灶分级效果。

基于真实数据集进行的仿真实验结果显示,本书所提的方法能够很好地解决前列腺癌等重大疾病诊断中的器官和病灶分割、分级问题,使深度学习能够更好地服务于智能辅助诊断工作。

目 录

第 1 章

面向多站点 MR 图像的器官泛化分割

随着深度学习在医学图像应用领域的发展,基于深度学习的方法已经取代了手工提取特征的算法,且在训练集和测试集分布一致的情况下已经达到了人类专家的识别准确度。但受专业性要求高的影响,医学图像标注困难,导致带有高质量标注的医学图像数据十分稀缺,难以满足深度学习训练的需求。当前的主流解决方法是将多个来源的数据一起用于模型训练,但医学图像的采集设备类型多样且参数设置复杂,从而导致不同医院采集的图像在数据分布上差异巨大,即出现域漂移的现象,使用源域数据训练的模型在新的目标域数据上进行预测时,性能通常会大幅下降,这种泛化性差的问题已经成为将深度学习模型应用于临床实践的主要障碍之一。

为了更好地克服域漂移现象带来的影响,本章提出了一种隐空间正则化的元学习框架,该框架可以对已知目标域的核磁共振图像产生更精确的分割结果,通过元学习拟合虚拟源域和虚拟目标域的差异来模拟真实的域漂移。本章设计了一个域判别器(domain discriminator,DD)模块来生成潜在特征的类别预测,它可以降低主干网络对数据分布的灵敏度,迫使主干模型学习任务相关的语义特征来完成分割任务。本章还设计了一个图像重建模块,该模块分别对目标域图像的前景和背景进行重建,从而鼓励编码器学习无标注图像的更具判别性的特征,解码器利用该特征可以更容易地重构出目标掩膜。

本章利用 1 个私有数据域和 6 个公开数据域的数据对所提的方法进行了实验评估,结果表明,本章所提的前列腺器官泛化分割模型具有较好的分割和泛化性能。

1.1 介　　绍

1.1.1　研究背景

医学成像,又称诊断成像,是一种对人体内部的器官和组织进行成像的技术和过程,广泛用于临床分析和医学干预,以及对某些器官或组织的功能进行视觉表征。医学成像技术是现代医学的重要组成部分,对患者的诊断和持续护理有着重要的积极作用。医学成像技术包括医学光学成像、超声成像、磁共振成像(magnetic resonance imaging,MRI)、X 射线成像和计算机断层扫描(computed tomography,CT)等。MRI 在临床上被广泛应用于肿瘤检测、癌症分期、血流测量以及骨和淋巴结检测等任务,与组织活检相比,它是非侵入性的、无辐射的。此外,MRI 对器官及其周围的软组织分辨率很高,大大提高了癌症诊断的准确性,在观察器官内部及周围组织方面具有不可替代的作用。

MRI 信号受多个组织特异性参数控制,多参数 MRI 在医学诊断中能够发挥更大的作用。例如,《前列腺癌症指南》推荐使用多参数 MRI 检测前列腺癌(prostate cancer,PCa)[1],使用 T2 加权成像(T2-weighted imaging,T2WI)识别解剖区域,使用弥散加权成像(diffusion-weighted imaging,DWI)和磁共振波谱成像(magnetic resonance spectroscopic imaging,MRSI)提高识别特异性,使用动态对比增强成像(dynamic contrast enhanced imaging,DCE)提高识别灵敏度等。为了准确地识别核磁共振影像,医生需要经过长期的培训,且与自然图像相比,医学影像通常含有噪声,边界更加模糊,这导致观察者内部或观察者之间容易产生巨大的差异。同时,评阅磁共振影像也非常费时,会严重降低医生的工作效率。

幸运的是,深度学习模型不依赖用户交互,结果非常客观,同时效率非常高。近年来,卷积神经网络(convolutional neural network,CNN)在医学影像自动分割方面取得了显著进展[2-6]。其中 Jia 等人[5]和 Qin 等人[6]在 3D U-Net[3]的基础上添加注意力模块和深度监督等技术训练在前列腺分割任务上得到了当时最好的结果。Isensee 等人[4]提出了自动调优方法,利用朴素的 U-Net[2]、3D U-Net[3]等,使通常烦琐的人工调优程序自动化,显著提升了任务的执行效率。然而基于深度学习的人工智能模型在医学成像任务中的成功临床部署,需要将训练的模型在应用于未见过的域(即不同的医院、不同的扫描设备供应商、不同的成像协议、不同的患者病情阶段等)时保持高水平的准确性。遗憾的是,在目前的实践中,医学数据集的采集往往受到标注困难和采集中心之间数据共享困难的限制。这些限制导致缺乏多样性的小型训练数据集无法维持它们对"看不见的"测试数据的性能。例如,深度模型在与训练数据集使用同一供应商的图像上的错误率为 5.5%,但在来自另一家供应商[7]的图像上的错误率高达 46.6%,这种泛化能力差的问题已经成为将深度学习模型应用于临床实践的主要障碍之一[8]。

　　如图 1-1 所示,不同采集中心采集的前列腺 T2w 图像数据风格(亮度、采集角度、清晰度等)差异较大,可以看出器官形状也存在显著的差异,这主要是因为受病变的影响,肿瘤可能会突破包膜导致前列腺形变。为了可视化来自这几个采集中心(域)的数据集的分布,首先,从每个域随机选取 200 个切片,使用在大规模自然图像数据集 ImageNet 上预训练的 ResNet-34 网络[9]将每个切片映射到长度为 512 的特征向量。然后,利用 t-SNE 降维算法[10]可视化不同采集中心所采集到的数据的特征分布,可视化结果如图 1-2 所示,每一个点是一张切片(图像),不同颜色的点表示切片属于不同的采集中心。可以看到,相同颜色的点倾向于聚集在一起,这说明相同采集中心采集的数据具有更相似的特征,这是因为相同的采集中心可能使用的设备型号相近,且采集习惯(采集角度、采集窗口等)相似。使用已知采集中心数据训练的模型直接对新采集中心的数据进行预测时,性能会大幅度下降很多,这主要是因为医学图像数据集规模太小,在深度学习模型训练过程中极易在训练集上过拟合,学习到对任务无用的、特定于域的信息。

  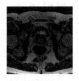 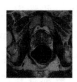 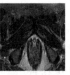 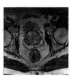

BIDMC　　　　HK　　　　UCL　　　ISBI_1.5T　　　I2CVB　　　ISBI_3T

图 1-1　不同采集中心采集的前列腺 T2W 图像数据

　　综上所述,如何提升深度学习算法在不同域上的性能是将深度学习用于智能辅助诊断前无法忽视的问题。本章的研究意义在于根据现阶段医学图像面临的部署困难的问题设计更高效的鲁棒性模型。本章的目标是在不利用目标域图像的前提下提升不可见域(目标域)的性能,以及在目标域的无标签图像可利用的前提下,进一步利用无标签图像提升目标域图像的分割精度。

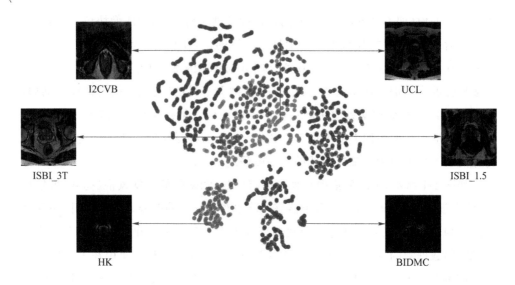

图 1-2　不同采集中心所采集到的数据的可视化结果

彩图 1-2

1.1.2　国内外研究现状

直接跨域(采集中心)迁移模型的不良表现源于一种称为域漂移的现象,即在源域和目标域,观测数据和标签的联合概率分布是不同的。针对上述提及的泛化困难的问题,深度域适应(deep domain adaptation,DDA)作为一种解决方案近年来得到了广泛的研究,本章将关于 DDA 的文献划分为如下几个类别。

优化差异损失:通过优化一些特定的差异损失显式地测量不同域隐层空间(典型特征)的差异,如最大平均差异(maximum mean discrepancy,MMD)[11]、瑞丽散度[12]、L2 距离[13]、矩距离[14]等。Guo 等人[15]认为不同的差异或距离只能提供对域相似度的具体估计,每个距离都有其适用情况。因此,他们考虑了几种距离的混合,包括 L2 距离、余弦距离、MMD、Fisher 线性判别式和相关对齐等。将上述差异最小化可以对源域和目标域之间的特征进行对齐。该方法并不会引入额外的新参数。

对抗性方法:对抗性方法试图通过使特征对判别器难以区分来对齐特征。具有代表性的优化目标包括生成对抗损失、H-散度、推土机距离等。与生成对抗损失和 H-散度相比,在源分布不均匀的情况下,推土机距离可以提供更稳定的梯度。判别器通常被实现为一个额外的网络,因此必须学习新的参数。与生成对抗网络(generative adversarial network,GAN)生成数据不同,域判别器输出特征表示是从源域数据还是从目标域数据生成的分类器。在这种情况下,对于特征提取器经过训练后提取到的特征,域分类器无法对其来自哪个领域进行分类。这是一种零和的两方博弈。

输入对齐:输入对齐通常也基于生成对抗网络。原始的 GAN 以随机噪声作为输入,Zhu 等人[16]提出了一种周期一致性生成对抗网络(CycleGAN),该模型可以在不需要配对训练样本的情况下将一个图像域转换为另一个图像域。在医学图像分析中,可以使用 CycleGAN 进行图像合成,例如,首先将磁共振图像映射到目标域(CT 图像),然后再映射回输入域。利用循环一致性损失来测量输入图像和重建图像之间的差值。通过最小化这一损失,CycleGAN 可以在没有成对训练样本的情况下实现图像到图像的迁移。Palladino 等人[17]首先在源域上训练得到一个模型,然后使用 CycleGAN 将目标域图像转换成源域风格,最后用训练好的模型对源域风格的目标域图像进行预测。该实验表明 CycleGAN 允许减少 MR 域之间的 JS 散度,使 CNN 模型在没有标注数据可用的域上实现高质量的自动分割。

目标预测对齐:将潜在空间中目标域和源域的特征对齐后,基于带标签源样本训练的基分类器可用于预测目标样本的标签。但是若有多个源域训练得到的基分类器,它们可能会产生不同的目标预测。调和这些不同预测的一种方法是平均来自不同源分类器的预测。但是,不同的源域可能与目标域有不同的分布差异,例如,某个源可能无法与目标对齐,因此多个基分类器预测结果的加权平均可能会带来较差的结果。加权策略包括均匀权重、基于对抗损失的困惑度评分、使用马氏距离的点到集度量、基于纯源精度的相对误差和基于推土机距离的权重等。

然而,上述方法大多是针对分类问题提出的解决方案,针对细粒度预测的分割问题的研究尚少,且医学成像建模面临着传统计算机视觉任务所没有的独特挑战。例如,医学图像通常具有更高的 2D 分辨率(甚至是 3D 的),包含不同程度的伪影,并具有较小的感兴趣区域。此外,医学图像的解释可能涉及高度的不确定性,即使是训练有素的放射科医生也不能很好地确定感兴趣区域的边缘,因此标注更加困难,样本量更小。下面介绍一些深度域适应在医学图像分割领域的最新成果。

BOWDA-Net[18]:由于大规模数据集是深度学习成功的关键组成部分之一,缺乏足够的训练数据使得复杂的卷积神经网络难以被完全训练。为了解决上述问题,该文献提出了一种边界加权域自适应神经网络(BOWDA-Net)。该网络主要由源域图像分割网络(SNet-s)、目标域图像分割网络(SNet-t)和域特征判别器(D)3 个主要部分组成。在训练过程中,SNet-s 和 SNet-t 首先分别学习来自源域和目标域的特征表示,然后将提取的特征传递给 D,由 D 来区分源域和目标域的特征。SNet-s、SNet-t 和 D 被设计成以对抗的方式工作,这不仅是为了从对抗学习的概念克服域漂移问题,更重要的是为了充分利用源域数据集所携带的信息来解决训练数据不足和目标域边界弱的问题。此外,该文献还提出了一种改进的边界加权迁移学习方法来解决医学影像数据集规模小带来的问题。

自集成[19]:该文献对无监督域适应方法进行扩展,采用自集成的方法实现语义分割,这是自集成第一次被用于医学图像的语义分割。首先,该文献评估了交叉熵(当用作一致性损失函数时)损失如何随着训练的进行未能保持训练的稳定性。其次,该文献讨论了该现象在多个中心、更具挑战性的场景中会导致的潜在问题。最后,该文献讨论了一致性损失在分割域适应任务中的应用效果。但是该文献没有评估对抗训练方法的领域适应性,只把 Mean Teacher 看作最先进的方法。

LatReg[20]:该文献提出将传统的编码器-解码器网络与正则化网络相结合。这个网络包括一个辅助损失项,它负责减少域漂移问题,并改善泛化结果。该方法用于脑部 MRI 数据中多发性硬化症病灶的分割。该文献在包括来自 56 个不同扫描点的 117 名患者的内部临床数据集上测试了其模型的有效性。

在实际情况中,模型部署之前从每个新目标域收集数据以适应模型是非常耗时的,甚至是不切实际的。相反,从多个源域学习模型,使其可以直接泛化到一个不可见的目标域则具有重要的实用价值。这种具有挑战性的问题设置被称为领域泛化(domain generalization,DG),即在训练过程中没有来自不可见目标域的先验知识。

BigAug[21]:该文献提出了一种用于域泛化的深度叠加变换方法。具体来说,在网络训练过程中,对每个图像进行一系列的 n 个堆叠变换。其潜在的假设是通过在单个源域上应用广泛的数据增强,可以模拟特定医学成像模式的"预期"域漂移,因此在增强的"大"数据(BigAug)上训练的深度模型可以很好地泛化于不可见的域。该文献利用 4 种十分有效但尚未被充分研究的基于图像的特征数据增强来克服域泛化问题。

MASF[22]:该文献提出了一种与模型无关的元学习策略,从如何引导模型学习对特定任务有区别但对特定于域的统计信息的变化不敏感的信息出发,引入了两个互补的损失函数,以显式地规范特征空间的语义结构。从全局来说,对齐派生的软混淆矩阵,以保存关于类间关系的一般知识;从局部来说,使用度量学习工具促使独立于域的特定于类的样本特征的内聚和分离,该文献使用多站点的脑部白质分割任务验证了该方法的有效性。

SAML[23]:该文献提出了一种形状感知的元学习方法来提高前列腺分割模型的泛化能力。该学习策略起源于基于梯度的元学习方法 MLDG[24],通过在训练过程中使用虚拟的元训练域和元测试域明确地模拟领域转移。重要的是,该文献考虑到将分割模型应用于不可见区域时所遇到的问题(即预测掩模的形状不完整和边界模糊),进一步引入了两个互补的损失函数来强化元优化目标,用于在模拟域迁移过程中分别让模型输出更紧凑和更平滑的分割结果。

FedDG[25]:该文献提出了一种称为连续频率空间中的情景学(ELCFS)的方法,通过联邦学习的方式利用多源数据分布来解决域泛化问题。该方法通过一个有效的连续频率空间插值机制,以一种隐私保护的方式在客户端之间传输信息。在转移多源分布的基础上,该文献进一步设计了一种面向边界的情景学习范式,使局部学习能够适应区域分布的变化,特别是能在医学图像分割场景中应对模型泛化的挑战。

上述方法主要存在以下问题:①需要利用无标签的目标域图像;②只在非空切片上验证了算法的有效性,限制了应用场景;③性能与基线模型相关;④非端到端,训练不稳定等。

1.1.3 本章主要工作

为了更好地克服医学图像分割中域漂移现象带来的影响,本章提出了一种新的基于元学习的多源域适应框架。该框架提出的动机是,在多个源域和目标域下都存在一个潜在的空间,从而使从现有数据源训练的预测模型能够捕获通用的特征,并能很好地对不可见数据源进行泛化。这可以尽可能多地保留相关的信息并完成分割任务。与目前最先进的领域泛化方法相比,该方法在 MR 图像分割任务中具有更好的分割和泛化性能。本章的主要工作如下。

① 提出了一种基于元学习的多源领域自适应框架,可以提高深度学习模型在 MR 图像分割任务中的泛化性能。该框架通过将源域数据分为虚拟源域和虚拟测试域来模拟真实的源域和目标域,并通过在训练过程中同时考虑分割性能和域间迁移能力的损失以保证网络在未知目标域上的分割性能。

② 设计了一个域判别器模块,用其产生带有潜在特征的类别预测,能够降低主干网络对数据分布的感知能力,迫使主干网络尽可能地学习语义特征以完成分割任务。元学习虽然能一定程度上缓解域漂移问题,但是当多个源域的数据风格

（分布）比较相近的时候，监督域间迁移能力的损失函数项的值较小，无法发挥应有的作用，所以本章设计了一个域判别器模块，可无差别地过滤掉域相关的信息，提取对任务有用的信息。

③ 设计了一个基于注意力机制的图像重建模块，它鼓励模型学习无标签图像具有辨别性的特征来完成分割任务。传统的重构网络的重构目标是原始图像，而该模块的重构目标是拼接的二通道的前景和背景图像，前景和背景分开重建任务可以监督公共编码器提取更具辨别性的特征，同时该特征可以被解码器用来更容易地重构出目标轮廓。

④ 构建了一个大规模的多模态前列腺数据集，并在前列腺器官泛化分割任务中评估了所提出的方法。实验结果表明，本章的方法具有较好的分割性能和泛化性能。

1.2 相 关 工 作

医学图像分割是医学图像处理中的重点和难点，也是制约 3D 重建等技术应用的瓶颈，它往往是解剖结构分析的第一步。图像分割是将整个医学图像（如 CT 图像、MRI 图像和超声成像图像等）分割成若干个具有相似性质的区域。简单来说，就是将图像中的目标从背景中分离出来，这可以提供有关这些目标（器官或病灶等）的形状和体积的关键信息，而这些信息对疾病的诊断和治疗方案的制订至关重要。

1.2.1 通用医学图像分割算法

随着深度学习技术的快速发展，基于 CNN 的方法引起了越来越多人的注意，成为图像处理和计算机视觉领域的热门研究课题。如图 1-3 所示，CNN 通常由卷积层、激活函数层、池化层等组成。输入图像首先会经过输入层，该层通常是一层卷积层，常见卷积核的大小为 3×3、5×5 等，然后是卷积层和激活函数层，激活函数层对输入进行非线性的映射，可以帮助模型学习到更复杂的映射，因为单纯的卷积操作做的是线性映射，常见的激活函数包括 sigmoid、softmax、ReLU 等。而池化层用于提升模型的感受野大小，同时降低特征图的大小，以减少对计算资源的消耗，减少终端部署对资源的需求。常见的池化操作包括最大池化、平均池化等。在训练阶段的反向传播过程中，任务的主要目标即不断优化神经网络的权值以及神经元的相互连接。由于用于特征学习的 CNN 对图像的噪声、对比度等不敏感,因此可以作为医学图像任务的有效工具之一。

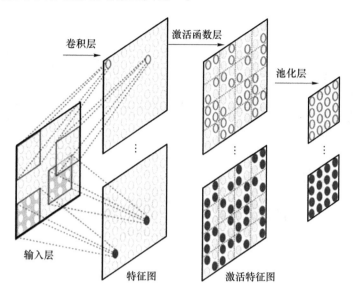

图 1-3 CNN 的常见结构

图像语义分割的目的是实现图像的像素级分类。为此,研究人员基于卷积神经网络提出了编码器-解码器结构,它是最流行的端到端的架构之一,如全卷积网络(fully convolutional network,FCN)[26]、U-Net[2]、DeepLab[27] 等。在这些常见结构中,编码器通常由卷积层和下采样层组成,用于提取图像的高阶抽象特征,而解码器由卷积层和上采样层(或反卷积层)组成,利用图像的高阶特征恢复原始图像的大小,并输出最终的分割结果。其中,医学图像分割领域最为常见的 U-Net 采用了对称结构和跳跃连接,如图 1-4 所示,由下采样阶段的特征提取模块和上采样阶段的掩膜重构模块组成。其中,在下采样阶段,连续的步长不为 1 的卷积层和池化层的存在可以在增大模型感受野的同时,提取到更高阶的抽象特征,但是特征图的大小也变为原来的 1/16 甚至 1/32,以致图像的一些底层特征和细节信息,如目标区域的具体位置信息和轮廓信息等丢失,仅依靠高阶语义特征很难准确地恢复出目标形状,尤其是在医学影像目标区域仅占视野的很小一部分时。而跳跃连接的存在使得早期阶段提取的底层特征可以与高阶语义特征相结合,使模型可以同时利用这些信息,并对目标区域进行更准确的恢复。目前,U-Net 已经成为许多医学图像分割任务的基准,如脑部白质、前列腺器官、眼底血管等形状迥异的分割任务。

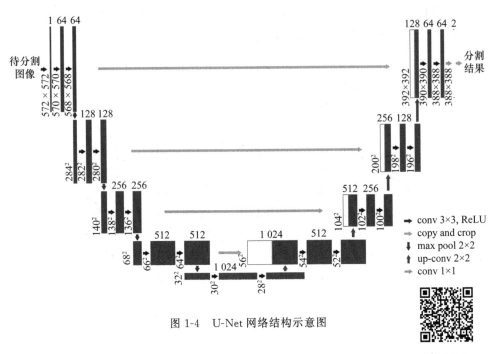

图 1-4　U-Net 网络结构示意图

彩图 1-4

U-Net 通过连续的卷积层拼接池化层等来进行特征提取,其提取的特征不但具有分辨率低、抽象程度高的特点,还具有图像的不变性(即图像平移等不影响特征提取),这对分类任务或者目标检测任务有利,但对需要空间信息的密集预测任务不利。为了在提取抽象程度更高的特征的同时保留空间信息,如图 1-5 所示,Gu 等人[28]提出了一个新的上下文编码器网络——CE-Net,其主要包括 3 个主要组件:特征编码器模块、上下文提取模块和特征解码器模块。该网络使用预训练(预训练指在一个大数据集上预先训练的一个模型或者指预先训练模型的过程)的 ResNet-34 网络作为特征提取模块。预训练的模型是在大规模分类任务的数据集 ImageNet 上进行训练的,ImageNet 数据集共包含超过 120 万张图像,在大规模数据集上训练得到的模型可以避免过拟合的现象,一般可作为通用的图像特征提取器,即类似任务的初始化模型或者其他任务的前置模块,这样不仅可以加快收敛速度,还可以缓解过拟合现象,从而提升分割准确率。上下文提取模块由新提出的密集空洞卷积(dense atrous convolution,DAC)模块和残差多核池化(residual multi-kernel pooling,RMP)模块组成,DAC 模块有 4 个级联分支,空洞卷积数逐渐增加,每个分支的感受野分别是 3、7、9、19。在通常情况下,大感受野的卷积可以对大物体提取和生成更抽象的特征,而小感受野的卷积对小物体的识别更准确。通过结合不同空洞率的空洞卷积,DAC 能够提取不同大小物体的特征。一般的池化操作只使用一种池化大小,如 2×2。而 RMP 模块将全局上下文信息编码为 4 个不同大小的接受域:2×2、3×3、5×5 和 6×6,四级输出包含不同大小的特征图,可以在 DAC 的基础上进一步提取多尺度的上下文特征。该设计没有引入额外的网络权重,在医学图像分割任务中表现良好,在多个二维医学图像分割任务(眼球血管分割、前列腺分割等)上取得了极佳的结果,本章采用该网络替代常见的 U-Net 作为框架的骨干网络(backbone)。

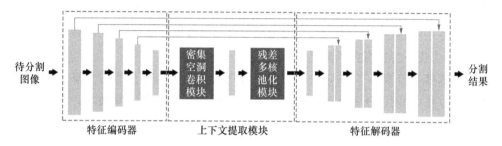

图 1-5　CE-Net 网络结构示意图

1.2.2　多任务学习

多任务学习(multi-task learning,MTL)是一种机器学习方法,它同时学习多个任务,一次优化多个损失函数。在这个过程中,模型使用不同任务中的所有可用数据来学习在多种上下文中有用的数据通用表示。这些共享的表示提高了数据使用效率,可给其他任务的学习带来良好的正则化作用,有助于满足深度学习需要大量数据的需求。然而,要达到这样的效果并非易事,这也是当今研究的一个活跃领域。多任务学习比单一任务学习更能准确地反映人类的学习过程,因为跨领域的知识整合是人类智能的核心内容。

在单任务设置方面,计算机视觉体系结构的主要发展大都集中在新的网络组件和连接上,以提取和使用更有意义的特征,如批处理归一化[29]、残差网络[9]、注意力机制以及激励模块[30]。相比之下,许多多任务体系结构专注于将网络划分为特定于任务的组件和可以共享的组件,通过任务之间的共享和信息流实现泛化,同时最小化负迁移。

在早期阶段,多任务学习的一个重要动机是缓解每个任务只有有限数量的标注数据的数据稀疏问题。在数据稀疏问题中,每个任务中标注数据的数量不足以训练出一个准确的模型,而多任务学习则以数据增强的精神将所有任务中的标注数据聚合起来,为每个任务获得一个更准确的模型。

当所有任务都具有较强的相关性[31-32]时,这些假设可以很好地工作,但如果不相关的任务之间发生信息共享,则可能导致性能下降。后者是多任务学习中的一个知名的问题,被称为负迁移。为了缓解这一问题,一些研究选择首先根据任务的相似性或相关性的先验信息将任务进行分组,然后选择相关性比较高的任务一起训练。多任务学习可以帮助人们重复利用现有的知识,降低单个任务所需手工标注的成本。多任务学习有效的一个原因是,与单一任务学习相比,它利用了更多来自不同学习任务的数据。随着数据的增加,多任务学习可以学习到更健壮、更通用的多任务表示和更强大的模型,从而使任务之间的知识共享更好,每个任务的性能更好,每个任务的过拟合风险更低。

在深度学习背景下,多任务学习是通过学习多任务监控信号的共享表示来实现的。以往,深度多任务架构分为硬参数共享技术和软参数共享技术。在硬参数共享(图1-6)中,参数集分为共享参数和任务特定参数,共享的特征提取器由一系列在所有任务之间共享的卷积层组成,提取的特征作为特定任务输出头的输入。使用硬参数共享的多任务学习模型通常包括一个共享的编码器,所有的任务都以分支的形式连接到该编码器[33-34]。在软参数共享(图1-7)中,每个任务通常都会被分配自己的一组参数,一个特征共享机制处理跨任务的信息共享。UberNet[35]是第一个硬参数共享模型,该模型同时学习大量低、中、高层级的任务且设计有跨不同网络层的多头部网络模块。Myronenko等人[36]将多任务学习应用于提升语义分割准确率,即分割任务作为主干任务,而其他的任务作为辅助任务,用于正则化主干任务的训练过程。该设计通常可以在很少或没有额外数据成本的情况下提高主线任务(分割)的性能。这些辅助任务可以是有监督任务(如分类、检测),也可以是不需要额外标注的无监督任务(如图像重建)。

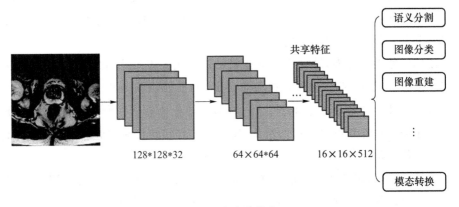

图1-6　硬参数共享

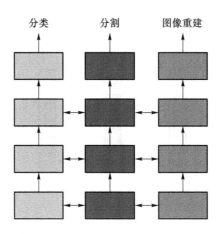

图 1-7　软参数共享

1.2.3　变分自编码器

自编码器是一个无监督类型的神经网络,它首先学习如何有效地压缩和编码数据,然后学习如何从压缩的数据中重建输入数据。如图 1-8 所示,自编码器由编码器和解码器组成,输入和输出是同等维度的。同时由于中间输出的隐层向量维度远远低于输入数据,自编码器还可用于降维。自编码器可用于其他任务的预训练步骤,因为自编码器的训练过程可以提取很多对目标任务(分类、分割)有用的信息,其可作为特征检测器。自编码器用于预训练步骤得到的权重和随机初始化的权重相比,主干网络的训练速度会变快,且性能也可能带来优化。此外,自编码器还可用于辅助分支,正则化主干网络的训练过程。自编码器的其他变种也可以随机生成与训练数据类似的数据,这被称作生成模型,如变分自编码器(variational autoencoder,VAE)[37]。像标准的自编码器一样,变分自编码器也是由编码器和解码器组成的,其目标是解码数据与初始数据之间的重构误差最小化。

图 1-9 是 VAE 的网络结构图。在 VAE 的网络结构中,输入数据是 x,而 z 是隐变量,其目标与自编码器一样是通过压缩的隐变量 z 恢复出输入图像。但是,自编码器是将输入 x 映射成单个点,而 VAE 是将输入编码为一个隐空间的分布,这相当于给训练过程添加了一个正则化项,可以缓解自编码器容易出现过拟合的问题,且通过输入随机向量到解码器部分,可以生成训练集没有的图像。VAE 的训练过程如下:①将输入经过编码器映射成隐空间的分布;②对该分布与标准正态分布计算 KL(Kullback-Leibler)散度,并将该项作为正则化项;③从这个分布中采样

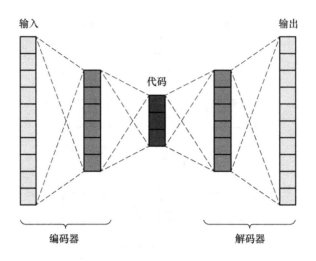

图 1-8　自编码器结构示意图

隐空间中的一点;④采样点经过编码器输出 $\hat{x}$ 后,可以与输入 x 计算重构误差(L2损失等);⑤将重构误差进行反向传播。

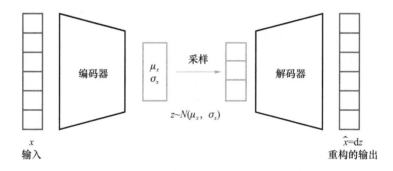

图 1-9　变分自编码器的网络结构图

但是这样的训练过程是没法进行的,因为采样这个操作是不可导的。如图 1-10 所示,本章采用了重参数技巧来解决这个问题,基于的想法是采样结果是可导的,由式(1-1)可得,$\frac{z-\mu}{\sigma}=\xi$ 是服从均值为 0、方差为 1 的标准正态分布的,要同时把 dz 考虑进去,是因为乘上 dz 才算是概率,去掉 dz 是概率密度而不是概率。这时候可以得到:隐层变量 z 的采样操作就变成了从标准正态分布采样得到的向量 ε,而 $z=\mu+\varepsilon\times\sigma$。这样由 μ 和 σ 就可以计算梯度了,也可以将其传播到编码器模块,使得整个模型是可训练的。

$$\frac{1}{\sqrt{2\pi\sigma^2}}\exp\left(-\frac{(z-\mu)^2}{2\sigma^2}\right)dz=\frac{1}{\sqrt{2\pi}}\exp\left[-\frac{1}{2}\left(\frac{z-\mu}{\sigma}\right)^2\right]d\left(\frac{z-\mu}{\sigma}\right) \tag{1-1}$$

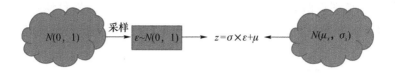

图 1-10　重参数技巧

1.2.4　迁移学习和无监督域适应

迁移学习(transfer learning)顾名思义就是把已经训练好的模型参数迁移到新的模型中来帮助新模型训练。考虑到数据或任务是存在相关性的,所以通过迁移学习可以将已经学到的模型参数通过某种方式来分享给新模型,从而加快并优化模型的学习效率且不用像大多数网络那样从零开始学习。例如,CE-Net 使用预训练的 ResNet-34 作为编码器,加快了模型整体的收敛速度,不仅缩短了网络训练的时间,而且保留了在大规模数据集 ImageNet 上训练得到的特征提取方案,使得分割模型在性能上有了很大的提升。

此外,迁移学习还可以解决训练集和测试集分布不一致的情形,在训练集上通过最小化分类误差训练得到的模型可能并不能对测试集的数据进行正确的预测,即需要找到一个隐空间,在该隐空间上,训练集和测试集的散度较小,这样在训练集上训练好的模型可以很容易对测试集的数据做出准确的判断。在迁移学习中,域被定义为特定数据集的特征空间和特征的边缘概率分布。域自适应是一种特殊且流行的迁移学习类型,对于域自适应,其假设域特征空间和任务保持不变,而源域和目标域(数据集)的边缘分布不同。域自适应可以用如下的数学语言描述:设 $X \times Y$ 为联合的特征空间和对应标签空间,源域和目标域都取自 $X \times Y$ 空间,且边缘概率分布不一致,分别为 P_s 和 P_t,假设有 n_s 个带标签的源域样本数据 $D_s = (x_i^s, y_i^s)_{i=1}^{n_s}$,并且有 n_t 个有/无标签的目标域样本数据 $D_t = (x_i^t, y_i^t)_{i=1}^{n_t}$。域自适应的目标就是将从源域 D_s 学习到的知识迁移到目标域,源域和目标域数据的任务是一致的。

无监督域适应专门用于解决有带标注的源域数据和无标注的目标域数据时的训练情况,如图 1-11 所示。由于该方法能调整在带标注数据上的训练过程以保证在新的应用(域)上的性能,因此可以减少对目标域图像进行耗时标注的需求。例如,考虑图像语义分割的问题,对 Cityscape 数据集中的每幅真实图像进行语义分割[38]的标注大约需要 1.5 h。在这种情况下,人工标注时间可以通过在合成街景图像(源域)上训练图像语义分割模型来节省,因为可以先较为廉价地自动生成这些图像,再对真实街景图像(目标域,这里是城市景观数据集)进行调整和测试。

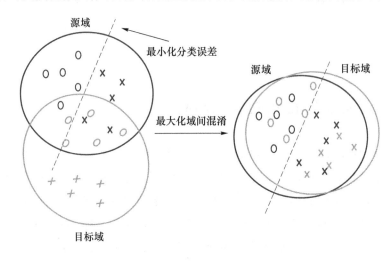

图 1-11　无监督域适应示意图

1.2.5　元学习

当人们学习新技能时,很少从零开始,通常是以较早前在相关任务中学习的技能为基础、以前行之有效的方法开始,并根据经验专注于可能值得尝试的方面。随着每一种技能的学习,学习新技能变得更容易,需要的例子更少,尝试和错误更少。同样地,元学习提供了一种学习模式,即机器学习模型可以通过多个学习事件(通常涵盖相关任务的分布)获得经验,并利用这种经验来提高未来的学习性能。这种"学会学习"的策略可以带来各种各样的好处,如数据和计算高效率,使元学习与人类和动物的学习过程很好地结合在一起。为了实现元学习的学习模式,首先,需要一个带标注的数据集。其次,需要在训练集上建立各种机器学习模型。它们可以只关注数据集的某些部分,元训练过程被用来提高这些模型的性能。最后,可以使用元训练模型,根据之前的训练过程的经验,从几个例子中构建一个新的模型。

元学习已经有很长的历史[39],且最近随着少镜头学习研究热度的提升,变得更加流行起来。其中,模型无关元学习(model agnostic meta-learning,MAML)[40]采用元学习方法,通过在一组源任务上训练单一模型来实现少镜头学习,而与这些源任务距离相近的学习任务只需要几个梯度下降步骤。如图 1-12 所示,$\nabla\mathcal{L}_1$、$\nabla\mathcal{L}_2$、$\nabla\mathcal{L}_3$ 为多个已知任务上更新的梯度,与传统的机器学习训练过程不一样,模型在已知任务上的训练是通过二次求导的方式完成的。当将模型应用于新任务时,不需要重新初始化网络权重,而是在已经训练好的模型上,只需要少量(甚至个位数)样本的训练就可以在新任务上表现良好。这个元优化目标训练策略适合于经过少镜头的微调就可以在新的目标任务应用的模型。

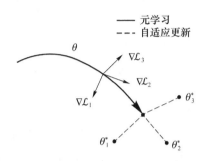

图 1-12 模型无关元学习算法

此外,元学习在完成域泛化任务时表现良好,MLDG 提出了一个新的元学习框架,不是像以前那样设计一个对域漂移现象鲁棒的模型,而是旨在优化训练过程,即当发生域漂移现象时,在源域上的训练是极易过拟合的,这样在源域上训练后直接应用到目标域数据时,结果会很差。而 MLDG 是在训练过程中,每轮都将源域数据划分为元训练域和元测试域,整体优化的目标是:最小化训练域上的损失,同时确保为实现这一目标所进行的更新的方向也会保证元训练域损失的优化。这样做可以使得更新方向是在元训练域和元测试域损失函数都在不断缩小的方向上。MLDG 有几个关键的好处:作为一个元学习过程,它不引入任何新的参数,不像其他基于模型的域泛化方法,参数量随着源域的数量线性增长。

1.3　方　　法

1.3.1　基于元学习和域判别器的域泛化算法

近年来,深度学习发展迅速,在医学图像分割领域取得了令人瞩目的成果,但是医学图像数据量少以及域漂移问题的存在,导致在已知的数据上训练的模型很难直接部署到新的医院进行应用。这是因为大多数学习算法强烈依赖源域/目标域数据的独立同分布(independent identically distribution,IDD)假设,而在实践中,由于域漂移现象的存在,这一假设经常不成立。域泛化的目的是通过仅使用源域数据进行模型学习来实现面向对象的泛化,它假设模型的输入为来自多个源域的数据集,但是需要测试的场景是未知的。本节首先描述了域泛化问题的定义,然后描述了本节针对域泛化任务提出的改进方案,包括数据预处理、数据增强、基于元学习的域泛化策略、域判别器等部分。

1. 问题的定义

设 X 为输入空间,Y 为标签空间,域定义为 $X \times Y$ 上的联合分布 P_{XY}。对于特定的 P_{XY},称 P_X 为 X 的边缘分布,$P_{Y|X}$ 是给定 X 的 Y 的后验分布,$P_{X|Y}$ 是给定 Y 的 X 的类条件分布。学习函数或模型定义为 $f: X \rightarrow Y$。损失函数定义为 $L: Y \times Y \rightarrow [0, \infty)$。

在域泛化的背景中,假设可以有 K 个相似但不同的源域,$S = \{S_k\}_{k=1}^K$,每个域都有一个联合分布 $P_{XY}^{(k)}$。通常来说,$P_{XY}^{(k)} \neq P_{XY}^{(k')}$,其中 $k \neq k', k, k' \in \{1, \cdots, K\}$。每个源域 S_k 包含从 $P_{XY}^{(k)}$ 中采样的 IDD 的数据标签对,即 $S_k = \{(X_i^{(k)}, Y_i^{(k)})\}_{i=1}^{N_k}$,其中 $(X_i^{(k)}, Y_i^{(k)}) \sim P_{XY}^{(k)}$,使用 P_{XY}^S 表示源总体联合分布。目标域用 $T = \{X_i^T\}_{i=1}^{NT}$ 表示,其中数据是从边缘分布 P_X^T 中采样的。其中 T 中的标签不可用且是需要预测的。对应的 T 的联合分布用 P_{XY}^T 表示,$P_{XY}^T \neq P_{XY}^{(k)}, \forall k \in \{1, \cdots, K\}$。即给定有标注的源域 S,域泛化的目标是利用源域 S 的数据来学习一个模型 f,使该模型可以很好地推广到一个不可见的域 T,而域 T 的图像和标签等先验知识均是未知的。研究域泛化的最初动机是利用多源域的数据来学习对不同边缘分布不变的特征表示。如果不能访问目标数据,那么从源域学习的模型就很可能在训练过程中学习到域相关的信息,从而产生过拟合,难以泛化到目标域,而这正是医学图像处理任务所面临的主要应用场景。

2. 数据预处理

不同采集中心采集的数据之间的差异问题有些可以通过预处理操作来缓解。此外,医学图像数据不足的问题可以通过随机的数据增强操作扩充数据集来缓解。本节将详细介绍本章使用的医学图像的预处理策略。

（1）偏置场校正

与组织活检相比，核磁共振影像检查方式作为一种不侵害身体的方法变得越来越流行，且已经成为肿瘤及脑血管疾病等早期筛查的利器。但是即使扫描的是相同的位置，因为磁场的不稳定性，多次扫描结果中的强度值也可以在同一组织内发生变化，这被称为偏置场。这会影响磁共振影像的分析，尤其是对于像素改变敏感的方法，深度学习模型更是会学习到对恢复出目标区域无用的特征。因此，为了降低医学图像处理的难度，在进行分割或分类之前，需要预处理步骤来校正偏置场的影响。本章使用 SimpleITK 工具包来处理图像，如图 1-13 所示，左边是未处理的图像，右边是处理过的图像，处理过的图像强度分布更均匀，使得网络可以专注于任务相关的学习，而不受复杂的磁场变化的影响。

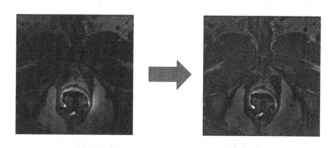

图 1-13　偏置场矫正示意图

（2）统一采集窗口大小

前列腺的扫描主要以 T2w 不抑脂高分辨率序列为主，T2w 序列具有良好的组织对比度，可以用于观察前列腺的解剖结构、异常病变及周围组织受侵等情况。MRI 设备厂商和型号多种多样，如西门子、东芝、飞利浦等厂商均有不同型号的 MRI 设备[41]，且 MRI 扫描所需要设置的参数也很多，如是否加表面线圈、FOV、扫描角度、回波、扫描持续时间等，这些都容易引起扫描结果（强度分布）的变化。其中 FOV 为采集窗口，不同医院采集影像的采集窗口大小（扫描野）是不同的。表 1-1 所示为 6 个公开数据集的 FOV 统计，可以看到 I2CVB 数据集的扫描野比较大，因为该数据集的肿瘤区域都偏大，且格里森（Gleason）评分较高，所以需要观察全盆腔内的周围组织受侵情况。将在其他数据集上训练后的模型直接应用到 I2CVB 数据集上时，Dice 分数（DSC）只有 50 左右，远远低于在 I2CVB 数据集内部训练和验证的结果，为了消除这种差异，本章裁剪 I2CVB 的图片中心，使其 FOV 也固定在 200 mm。

表 1-1　6 个公开数据集的 FOV 统计

数据集	FOV/mm
Promise12-UCL	[175.97,199.99]
Promise12-BIDMC	[139.98,160]
Promise12-HK	[200]
I2CVB	[227.24,287.48]
ISBI-3T	[172,200]
ISBI-1.5T	[160,160.99]

3. 数据增强

数据增强已被证明是影响深度学习泛化性能的最重要的正则化技术之一。它有助于防止模型对训练数据过拟合,并对测试数据进行更好的泛化。然而,大多数已发表的研究都集中在默认增强设置上,它们要么假设训练和验证来自同一来源,要么根本不区分源域、目标域[34-35]。在医学图像分割的特定应用中,图像旋转和基于 GAN 的图像风格迁移增强已经被证明可以改善 CT 和 MRI[42]在二维数据处理任务中的性能,因为它们分别可以对数据流形进行外推和内插。然而,设计一个具体的数据增强策略,即使在源域上性能是最优的,也不能保证其对不可见域上的数据具有通用性。

表 1-2　数据增强操作和参数范围

类别	操作	概率	幅度
图像外观	亮度改变	0.5	(−0.1,−0.1)
图像质量	锐化	0.5	(0.1,0.3)
图像质量	模糊	0.5	(0.25,1.5)
图像外观	Gamma 校准	0.5	(0.8,5.0)
其他	随机缩放	1	(−0.2,0.2)
其他	平移	1	(−0.1,0.1)

不同供应商、扫描方案、患者群体通过相同的成像方式(如 T2w)获得的医学图像在视觉上主要有 3 个方面的不同:图像质量、图像外观和空间形态。本章提出了一种叠加变换的数据增强方法,该方法用于将二维医学图像分割模型推广到不可见的领域。其主要假设是,医学成像数据的域漂移特性可以通过在源域上应用各种数据增强技术来模拟,因为这可以大大增加神经网络在训练期间看到的数据

的多样性。深度神经网络在增强后的多样的(大的)数据集上训练可以整合域漂移特性,以提升在不可见域上的泛化能力。依据观测到的医学图像之间视觉上的差异,可以采取随机亮度改变、锐化、模糊等增强操作来扩充训练集,每种增强操作都由两个参数控制,它们决定了图像变换的概率和幅度,具体数据增强操作和参数范围如表 1-2 所示。除上述增强操作之外,常见的水平翻转、旋转、缩放、平移等操作也被用来进行增强操作。

4. 基于元学习的域泛化策略

本节描述的框架的基础是基于梯度的元学习算法 MLDG[24],MLDG 主要用于分类任务或强化学习,但用于分类任务的特征级对齐时只对高级信息进行对齐,这对于像素级语义分割等细粒度预测是不够的。分割作为像素级别的密集预测,其泛化难度更大。本节的框架如图 1-14 所示。如今最常见的基于深度学习的二维医学像分割网络是基于编码器-解码器结构的,为方便描述,本章定义了一个参数为 θ 的编码器和一个参数为 φ 的解码器(元学习策略是独立于模型本身的,即可以使用任何的二维医学图像分割网络作为 backbone)。具体地,在每轮训练过程中,将全部的源域数据 S 按域随机划分为元训练域 $S-V$(虚拟训练域)和元测试域 V(虚拟测试域)。例如,共存在 A、B、C 3 个域的数据,第一轮训练时,A、B 被选为元训练域,本轮就从域 A、B 上采样并用得到的数据组成元训练数据,从域 C 上采样并用得到的数据组成元测试数据,分别在元训练域数据和元测试域数据上计算损失函数,以及具体的梯度更新流程等。

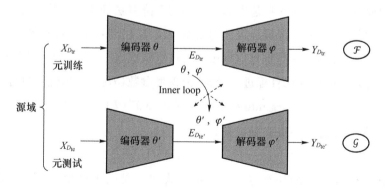

图 1-14　与模型无关的元学习框架

元训练域:在所有 $S-V$ 元训练域上更新模型,损失函数为

$$\mathcal{F}(\cdot)=\frac{1}{S-V}\sum_{i=1}^{S-V}\frac{1}{N_i}\sum_{j=1}^{N_i}\ell_{(\theta,\varphi)}(\hat{y}_j^{(i)},y_j^{(i)}) \tag{1-2}$$

其中，$\hat{y}_j^{(i)}$ 表示在第 i 个域中的第 j 张切片，N_i 表示此轮训练使用的第 i 个元训练域的切片数，ℓ 表示可以计算预测结果和 GT 的损失函数，如 Dice 损失或者交叉熵损失。基线模型由 (θ, φ) 参数化，因此该损失函数在编码器和解码器中进行参数计算得到的梯度分别为 Δ_θ 和 Δ_φ，梯度更新后模型参数更新为 $\theta' = \theta - \alpha\Delta_\theta$，$\varphi' = \varphi - \alpha\Delta_\varphi$。

元测试域：在每次迭代中，模型也在元测试域 V 上进行评估。这个元测试评估用于模拟评估模型在新领域的性能，以便学习到跨领域的泛化。在元测试域上计算的适应化参数的损失如下：

$$\mathcal{G}(\cdot) = \frac{1}{V} \sum_{i=1}^{V} \frac{1}{N_i} \sum_{j=1}^{N_i} \ell_{(\theta', \varphi')}(\hat{y}_j^{(i)}, y_j^{(i)}) \tag{1-3}$$

其中，N_i 为单个源域用于训练的批次大小，i 为元测试域的域个数，ℓ 可以与元训练域所使用的损失函数不一样。此外，该损失函数是使用元训练域更新后的网络参数 (θ', φ') 计算的，且该函数也是对 (θ, φ) 进行梯度传播。这意味着，为了对 $\mathcal{G}$ 进行优化，需要对 (θ, φ) 进行复合求导。

优化目标：元训练域和元测试域计算的损失函数是同时优化的，即优化目标如下：

$$\underset{\theta, \varphi}{\arg\min}\, \mathcal{F}(\theta, \varphi) + \beta\mathcal{G}(\theta - \alpha\mathcal{F}'(\theta), \varphi - \alpha\mathcal{F}'(\varphi)) \tag{1-4}$$

其中，$\mathcal{F}$ 和 $\mathcal{G}$ 分别为在元训练域和元测试域上计算的损失函数，$\mathcal{F}'$ 为损失函数 $\mathcal{F}$ 对模型参数 (θ, φ) 的一次导数，α 为内循环的更新步长，β 为平衡元训练域和元测试域损失函数的权重，更新目标本身是由 Adam 梯度下降算法训练的。将式 (1-4) 训练到在源域上收敛后，就可以将最终得到的模型 (θ, φ) 应用到真正的目标域上。

这个优化目标即"在更新元训练域之后进行调优，使元测试域的性能也很好"。从公式角度可以对该优化目标进行分析，记模型参数 (θ, φ) 为 Φ，优化目标可写成

$$\underset{\Phi}{\arg\min}\, \mathcal{F}(\Phi) + \beta\mathcal{G}(\Phi - \alpha\mathcal{F}'(\Phi)) \tag{1-5}$$

将式 (1-5) 第二项进行一级泰勒展开如下：

$$\mathcal{G}(x) = \mathcal{G}(t) + \mathcal{G}'(t) \times (x - t) \tag{1-6}$$

其中，t 是一个接近 x 的任意点。多变量形式的 x 是一个向量，而 $\mathcal{G}(x)$ 是一个标量。假设 $x = \Phi - \alpha\mathcal{F}'(\Phi)$，选择 t 为 Φ，于是有

$$\mathcal{G}(\Phi - \alpha\mathcal{F}'(\Phi)) = \mathcal{G}(\Phi) + \mathcal{G}'(\Phi) \cdot (-\alpha\mathcal{F}'(\Phi)) \tag{1-7}$$

因此，目标函数就变成

$$\underset{\Phi}{\arg\min}\, \mathcal{F}(\Phi) + \beta\mathcal{G}(\Phi) - \beta\alpha(\mathcal{G}'(\Phi) \cdot \mathcal{F}'(\Phi)) \tag{1-8}$$

从式(1-8)可以看出,更新该目标函数可以:①最小化元训练域和元测试域上的损失;②使 $\mathcal{G}'$ 与 $\mathcal{F}'$ 的点积最大化。而点运算可以计算两个向量的相似度: $a \cdot b = \|a\|_2 \|b\|_2 \cos\delta$,其中 δ 是向量 a 和 b 之间的夹角。如果 a 和 b 是单位归一化的,点积就精确地计算了余弦相似度。虽然 $\mathcal{G}$ 和 $\mathcal{F}$ 没有进行归一化,但如果这两个向量方向相似,则点积仍然较大。

由于 $\mathcal{G}'$ 与 $\mathcal{F}'$ 分别是由元训练域和元测试域损失函数计算的梯度,所以"相似方向"是指每组域的梯度更新方向相似。因此,整体目标可以被视为:更新不仅使在两个域上的任务损失最小化,还可以使它们以协调的方式下降。在传统的 $\arg\min \mathcal{F}(\Phi) + \beta \mathcal{G}(\Phi)$ 优化中,不存在这种对协调的约束。优化器会进行非对称的调整,例如,专注于哪个域更容易最小化。而式(1-8)中第三项提供的正则化更倾向于提供两个优化目标在梯度上一致的权重。它通过寻找最小化路径,使两个子问题在路径上所有点的方向尽量一致,从而减少对单个域的过拟合。

5. 域判别器

(1)模型框架

虽然元学习在一定程度上能缓解泛化问题,但是即使元训练域样本和元测试域样本的风格很相似,即训练集之间的域距离(散度)很小,编码器还是会学习到一些与域相关的冗余信息,使其很容易在源域上过拟合,因而在未知的目标域上效果变差。所以本节在元训练样本的训练路径上添加一个域判别器,该判别器通过 3×3 卷积使输入的特征图的数量从 516 逐渐减少到源域个数 $|S|$,通过输入特征图尝试预测给定特征图所来自的域,即提供一个输出类映射 $s(D) \in |h_D \times w_D \times |D||$,其中 h_D 和 w_D 是输入到域判别器的特征图的高度和宽度, $|D|$ 是训练中使用的切片的数量。

本节提出的域判别器与主干网络的框架示意如图 1-15 所示。元训练样本数据 $X_{D_{tr}}$ 经过编码器后的输出记为 $E_{D_{tr}}$,首先经过一层梯度反转层(gradient reversal layer,GRL),在前向传播过程中,这一层表现为恒等函数,只传递数据 $R_\lambda(y) = y$,而在后向传递过程中,梯度被反转 $\dfrac{dR_\lambda}{dy} = -I$,其中 I 是单位矩阵, R_λ 表示在前向传播过程中通过层 $R_\lambda(y)$ 的特征图, $\dfrac{dR_\lambda}{dy}$ 是反向传播算法计算的梯度。然后 $E_{D_{tr}}$ 经过域判别器,输出对域类别的预测,预测结果与图 1-15 右上角的张量计算交叉熵损失。该交叉熵损失和主干网络的分割损失一起训练。随着训练的进行,域判别器的分类误差和主干网络的分割损失对抗训练,促使编码器往提取任务相关信息的方向更新,这样可以过滤掉与域相关的信息,使其只专注于分割任务,更不容易在训练集上过拟合。此外,在特征图的缩减过程中,特征图的分辨率不会降低,即标签是(B,源域个数,8,8)的 one-hot 编码,计算的是特征级别误差,可以给予编码器逐块的指导。

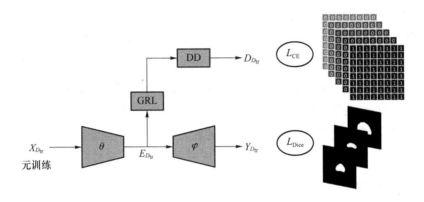

图 1-15　域判别器与主干网络的框架示意图

(2) 域分类器的设计

梯度反转层(GRL)与域判别器的网络结构如图 1-16 所示。域判别器由 5 层全卷积层组成,该模块接收源域的特征图,并试图输出一个预测类别映射 $s(D)$。具体来说,通过 $3×3$ 卷积层使特征图的数量从 516 逐渐减少到源域个数(前列腺分割任务为 6)。且在特征图个数衰减的过程中,特征图的大小不变,这样可以计算块级的交叉熵损失,能够给予编码器全局上的监督。

损失函数共包括 3 项:$L = \mathcal{F}(\theta, \varphi) + \beta \mathcal{G}(\theta - \alpha \mathcal{F}'(\theta, \varphi)) + \lambda_1 L_{CE}$。其中 $\mathcal{F}$ 和 $\mathcal{G}$ 计算的是 Dice 损失,该损失可以衡量解码器输出和分割标签的相似度。当感兴趣的解剖结构只占扫描范围的一小部分时,交叉熵损失(cross-entropy loss,CEL)对背景区域的预测结果影响较大。而 Dice 损失可以相对增加对前景区域的关注度。L_{CE} 计算的是域判别器输出预测结果和域标签的交叉熵损失,具体定义为

$$L_{CE}(x) = \sum_{b=1}^{B} \left(-x[b] + \log\left(\sum_j \exp(x[j]) \right) \right) \tag{1-9}$$

其中,K 为编码器输出特征图的像素个数,以 CE-Net 为例,K 的大小为 $8×8$,B 为类别数,x 为输出类别预测。

输入:θ、φ 分别为基线分割模型的编码器和解码器的参数,λ 为梯度缩放因子。

输出:输入域的类别。随机抽取源域数据,送入参数 θ,得到特征图 $E_{D_{tr}}$,将特

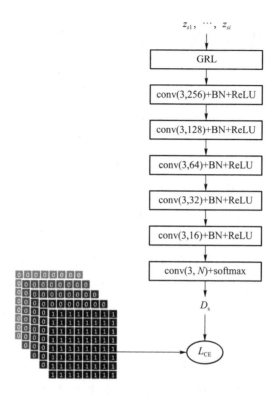

$$z_{s1},\ \cdots,\ z_{si}$$

GRL

conv(3,256)+BN+ReLU

conv(3,128)+BN+ReLU

conv(3,64)+BN+ReLU

conv(3,32)+BN+ReLU

conv(3,16)+BN+ReLU

conv(3, N)+softmax

D_s

L_{CE}

图 1-16　梯度反转层与域判别器的网络结构

征图 $E_{D_{tr}}$ 通过 GRL 和域判别器,得到域类别,计算损失 L_{CE},反向传播并更新 θ。

此外,因为生成对抗网络的训练过程极不稳定,所以本章参考文献[43],用 GRL 来代替对抗训练的过程。在训练的前向传播过程中,这一层表现为恒等函数,只传递数据,而在后向传递过程中,梯度被反转,即 $\dfrac{dR_\lambda}{dv}=-\lambda(\tau)\boldsymbol{I}$,其中 $\lambda(\tau)$ 是给反向的梯度添加了一个缩放系数。由于域判别器刚开始训练的时候并不能准确地分辨输入数据的域类别,因此一开始需要限制域分类器对编码器施加的影响。该系数是训练迭代次数 τ 的函数,即

$$\lambda(\tau)=\frac{2}{1+\exp(-10\alpha(\tau))}-1 \tag{1-10}$$

其中

$$\alpha(\tau)=\begin{cases}\dfrac{\tau}{\tau_{\max}}, & \tau<\tau_{\max}\\[2mm] 1, & \tau\geqslant\tau_{\max}\end{cases}$$

$\tau_{\max}$ 是超参数,即训练经过 $\tau_{\max}$ 次迭代后不对域判别器的反向梯度施加限制。

1.3.2　基于无监督域适应的医学图像分割算法

面向非相同分布数据的泛化是人类的一种自然能力,但对计算机算法来讲是具有挑战性的。这是因为大多数学习算法强烈依赖源/目标域数据的独立同分布假设,而在实践中,由于域漂移现象的存在,这一假设经常不成立。域泛化通过仅使用源域数据进行模型训练来实现面向对象的泛化。自 2011 年被提出后,域泛化的研究取得了很大的进展。在很多情形下,无标签的目标域图像是可用的,因为不需要标签,获取难度相对较小。如果想利用无标签图像进一步提升模型在目标域上的性能,研究人员可以在模型部署之前利用目标域图像再次训练。本节主要讨论如何利用无标签的目标域图像进一步提升模型在目标域的性能,描述提出的泛化框架——隐空间正则化的元学习框架(latent space regularized metalearning framework,LSRML),并在前列腺器官分割任务上验证本节提出的框架的有效性。

1. 基于注意力机制的图像重建

在多任务学习中,图像重建经常作为辅助任务出现,即图像重建可以给予主干网络的训练很好的正则化效果。与传统的重构原始图像不同,本章利用变分自编码器重构前景和背景图像,重构模块的输入即目标域图像经过编码器后的特征图 E_{D_+},重构网络主要由特征图生成隐层向量 z 的压缩模块和上采样模块组成。如图 1-17 所示,压缩模块主要由批归一化(batch normalization,BN)层、激活函数 ReLU 层、3×3 卷积层、全连接层组成,其中 BN 层和 ReLU 层的目的是约束后续 μ 和 σ^2 的大小,消除两个解码器模块同时更新会引起的 KL 损失爆炸的问题,这在后续结果及其分析中会进行详细的介绍。步长为 2 的卷积层和全连接层迅速地将维度降到 256 维,前 128 维向量记为 μ,后 128 维向量记为 σ^2。因为采样操作不能进行反向传播,因此参考 VAE 利用的重参数技巧,先从 $N(\mu,\sigma^2)$ 中采样一个 z,相当于从 $N(0,1)$ 中采样一个 ε,再让 $z=\mu+\varepsilon\times\sigma$。这样,就将从 $N(\mu,\sigma^2)$ 中采样变成了从 $N(0,1)$ 中采样,通过参数变换得到从 $N(\mu,\sigma^2)$ 中采样的结果。这样一来,采样这个操作就不用参与梯度下降了,改为采样的结果参与,使得整个模型变得可训练。上采样部分不能参考 U-Net 及其变体的跳过链接的设计,因为跳跃链接可能使得信息直接通过潜层的复制达到重构的目的,并跳过了编码器的降维操作。本章没有采用跳跃链接,且上采样部分主要由 4 个残差块组成,每个残差块由卷积层和步长为 2 的反卷积层组成,每个卷积层的前面会有一个 BN 层和 ReLU 层,残差块的输出如下:

$$x_{l+1}=x_l+F(x_l,W_l) \tag{1-11}$$

残差连接的优势是提升训练速度,且在网络深度变大的同时保证不会出现梯度消失等问题。每经过一个残差块,特征图的大小就会变成原来的 4 倍,直至恢复出原始图像的大小。

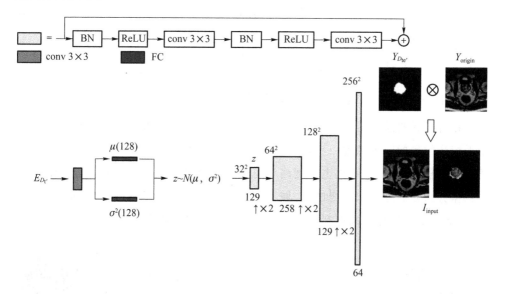

图 1-17 基于注意力机制的图像重建模块

如图 1-17 所示,该模块不是像文献[36]那样重构原始图像,而是训练变分自动编码器重建由注意力机制创建的合成分割标签,即原始目标域影像经过训练的模型输出预测结果 $Y_{D_+'}$,该结果与原始图像做逐像素乘积,可以生成如 I_{input} 的图像,I_{input} 为二通道的前景和背景图像。本章的方法与 self-training[44] 和 co-training[45] 有一些相似之处,这两种方法也为未标注的训练数据实时地创建了新的标签。与这些方法不同,本章的方法是为重构任务创建标签。该重建目标可以指导无监督辅助任务从无标注数据中学习到比传统重构网络更有区别性的潜层特征表示。传统重构网络通常不考虑类别差异,解码器可以根据该特征表示更容易识别出目标区域,即完成重构掩膜的目标。

重构损失由两项组成,其中监督预测目标均方误差为

$$L_2 = \frac{\sum_i Y_{D_{t'}}^{(i)}}{n} \mathrm{MSE}\left[Y_{D_{t'}} x \odot Y_{D_{t'}}\right] \tag{1-12}$$

其中,$Y_{D_{t'}}$ 是输入图像经过基线分割网络得到的分割结果,$x \odot Y_{D_{t'}}$ 是反映估计量与被估计量之间差异程度的一种度量,MSE 是回归模型(如线性回归模型)中常用的统计度量和损失函数。MSE 的计算方式如下:

$$\mathrm{MSE} = \frac{1}{n} \sum_{i=1}^{n} (Y_i - \hat{Y}_i)^2 \tag{1-13}$$

除了计算重构误差外,还需要计算隐层向量和标准正态分布的 KL 散度并将其作为损失,如下:

$$\mathrm{KL}(N(\mu,\sigma^2) \| N(0,1)) = \frac{1}{2}(-\log \sigma^2 + \mu^2 + \sigma^2 - 1) \tag{1-14}$$

2. 医学图像分割域间泛化算法框架

在目标域图像可用的背景下,本节在前文所提出的模型 LSRML 的基础上利用无标注的目标域图像进一步提升模型在目标域的分割性能,同时采用图像重建任务作为辅助任务,正则化主干网络训练过程。具体算法框架如图 1-18 所示,源域数据分为元训练域和元测试域,域判别器在正则化元训练域数据的训练过程中添加,而图像重建分支添加到目标域数据的特征提取模块之后。

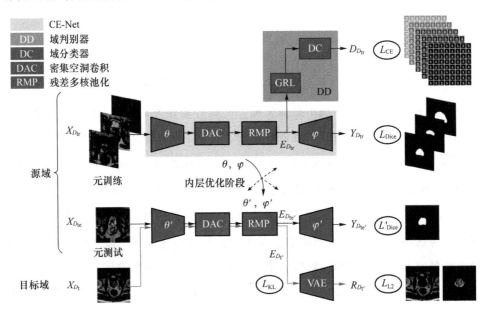

图 1-18　医学图像分割域间泛化算法框架图

总的损失函数为 $L = L_{\text{Dice}} + \lambda_1 L_{\text{L2}} + \lambda_2 L_{\text{KL}} + \lambda_3 L_{\text{CE}}$，其中 L_{L2} 和 L_{KL} 是图像重建分支的损失函数，其余两项是上一节使用的损失函数。基于 VAE 的图像重建分支对目标域图像进行重构，即通过压缩的隐层向量恢复出输入的目标域图像。虽然图像重建分支不需要任何标注，只是对输入的原始图像进行恢复，看起来作用不大，但是作为辅助任务，在多任务学习中，能够给予主干网络很好的正则化，即可以监督编码器提取对重构掩膜有用的信息（如器官纹理等）。进一步地，解码器可以更容易地重构出完整的解剖形状。VAE 是一种变分贝叶斯方法，它能提供一种描述潜空间预测的概率方法。因此，VAE 可以更好地对编码器提取的特征进行聚类和分离，有助于对每个像素位置的特征进行分类（前景或背景）。

具体来说，如图 1-18 所示，VAE 分支作为辅助任务，与主干任务一起训练。将来自目标域的图像传递到元测试路径中，VAE 解码器连接到参数为 θ' 的骨干编码器，以重建目标域图像。将 VAE 解码器部分连接到元训练域分支主要考虑两个原因：①元训练域分支的目的是提取域不变特征，不想使得该过程臃肿，且在保留目标域信息的过程中，元测试域性能未知；②可以监督元训练域上的本次更新后模型可以保留的对目标域有用的信息。

总的算法流程如下：提前设置好超参数梯度缩放因子 λ、内循环更新速率 α、元训练域和元测试域损失函数的加权系数 β、外循环更新速率 γ 等，该算法的目标是得到训练好的基线分割模型。训练步骤如下：首先根据元训练域数据计算分割损失和分类误差，得到临时的网络参数 θ'、φ'；然后将元测试域图像送入参数为 θ'、φ' 的模型，计算分割损失，将目标域图像送入参数为 θ' 的编码器和重构模块计算重构损失；最后将所有损失函数一起反向传播，且对 θ、φ 进行更新。

单轮训练迭代过程中所有损失函数的反向传播梯度流图如图 1-19 所示，其中双实线表示分割损失对基线分割网络 θ、φ 进行梯度计算，单实线表示域判别器经过梯度反转层仅作用在编码器 θ 上。此外，单虚线分为两支，其中 φ' 是由 φ 一次更新得到的，即 φ' 是 φ 的函数，同理 θ' 是 θ 的函数，所以该两条线最终都穿过 θ。单虚线是重构损失反向传播梯度流，接在参数为 θ' 的编码器后面，故反向传播也穿过参数为 θ' 的编码器，最后传播到参数为 θ 的编码器。这样计算后的模型在确保本次更新能够降低分割损失的同时，需要保证域判别器无法分辨提取的特征，且本次更新后元测试域和目标域的分割结果是良好的。

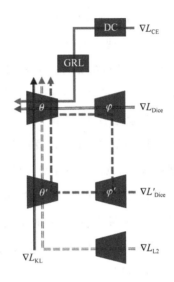

图 1-19 反向传播示意图

1.4 实验分析

1.4.1 基于元学习和域判别器的域泛化算法实验结果分析

1. 实验细节

本节实验采用的是留一交叉验证,在 6 个前列腺公开数据集上做了相关的验证,即在 5 个源域的所有数据上做训练,在 1 个目标域的数据上作验证。此外,由于不同域的数据之间的切片厚度差异较大,因此本章采用在二维医学图像分割任务上表现最好的 CE-Net 为骨干网络进行分析,CE-Net 增加了上下文提取模块,该模块可以捕获多尺度的更高级别的特征,以适应前列腺分割场景。域判别器添加在 CE-Net 模型的残差多核池化块后面。骨干网络、域判别器的训练都使用了 Adam 优化器,初始学习率为 $2e^{-4}$。元训练和元测试的个数分别设置为 2 和 1。域判别器的损失函数 λ_1 的权值设为 0.5,控制梯度缩放的超参数 τ_{max} 设置为 14 000,超参数将在后续章节详细讨论。

2. 与相关方法的比较

本节将所提方法与 LatReg[20]、SAML[23] 和 DeepAll 等方法进行了比较，其中 DeepAll 为简单的聚合所有源域数据进行的训练，是一个可以达到较好结果的 Baseline。首先与 SAML[23] 的实验设置一样，在 6 个前列腺公开数据集的非空切片（使用标签不全为 0 的切片）上进行了实验，实验结果如表 1-3 所示，LSRML-DG 为本节提出的框架，该框架用于更具挑战性的应用场景——域泛化，即将已训练的模型直接应用于所有未知域的数据。其中 LatReg(U-Net) 和 SAML(U-Net) 以 U-Net 为骨干网络，且结果均取自 SAML[23]，其他的方法均以在二维医学图像分割任务上表现良好的 CE-Net 为骨干网络，LatReg 和 SAML 为复现的结果，可以看到 LatReg 的 Dice 分数在 DeepAll 的基础上提高了 0.59，而 SAML 的 Dice 分数在 DeepAll 的基础上略有下降，但 SAML 在站点 E 和站点 F 上的表现更好。此外，本节的方法在所有域上都取得了最好的结果。

表 1-3　前列腺公开数据集非空切片的实验结果

方法	站点 A	站点 B	站点 C	站点 D	站点 E	站点 F	平均值
LatReg(U-Net)[20]	88.17	86.65	86.28	87.27	84.68	83.37	86.07
SAML(U-Net)[23]	89.66	87.53	88.34	88.67	87.37	84.43	87.67
DeepAll(Baseline)	90.83	89.14	89.40	89.75	86.94	86.17	88.70
LatReg	91.25	90.08	89.70	90.10	87.46	87.18	89.29
SAML	89.66	87.53	84.43	88.07	87.37	88.34	87.67
LSRML-DG	**92.00**	**91.89**	**91.23**	**90.65**	**90.19**	**90.02**	**91.05**

但是上述任务需要先把非空切片挑出来才能进行目标识别，再进一步计算目标的三维参数、体积等，而从医疗机构直接采集得到的图像通常是不经处理的，即当实际部署上述训练好的模型用于临床应用时，还需要一个分类任务作为前置任务来对目标切片是否包含前景区域分类。这样进行非端到端的操作，训练更耗时且训练难度大，故本节直接在全部切片上训练模型并与其他方法进行了比较，如表 1-4 所示，该表中所有模型均以 CE-Net 为骨干网络（由于以 U-Net 为骨干网络的模型性能较差，因此后文不再对其进行比较），可以看到，LSRML-DG 仍然取得了最好的结果。Baseline 作为一个强基线方法，在对不可见域图像进行预测时能基本定位目标位置，但是轮廓较差，且预测结果比较离散。SAML 添加的额外损失使

得它的预测结果的周长面积比比较小,但是分割效果提升有限。LatReg 因为数据量太少,且数据增强操作太少,采集设备多样,共性特征较少,故表现较差。而与其他结果相比,LSRML-DG 在对不可见域的图像进行预测时,能提取到更有价值的信息,忽略特定于域的信息,得到更好的分割结果。前列腺分割的可视化结果如图 1-20 所示。

表 1-4　前列腺公开数据集全部切片的实验结果

方法	站点 A	站点 B	站点 C	站点 D	站点 E	站点 F	平均值
DeepAll(Baseline)	89.03	83.97	85.60	88.15	83.13	79.07	84.83
LatReg	89.43	85.24	86.99	88.41	82.00	81.35	85.57
SAML	90.14	85.95	86.65	88.03	84.84	79.71	85.88
LSRML-DG	**90.81**	**87.46**	**88.71**	**89.48**	**88.18**	**82.95**	**87.93**

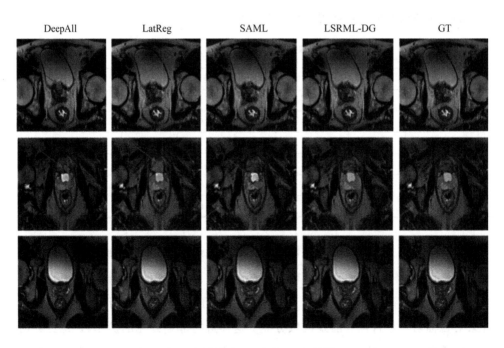

图 1-20　前列腺分割的可视化结果

3. 消融实验

(1)顺序添加各个模块

本节研究了本章所提框架每个组成部分在前列腺分割任务上

彩图 1-20

的具体贡献。表 1-5、表 1-6 分别是在非空切片和全部切片上的实验结果,纯元学习方法得到的结果用"十元学习"表示;数据增强和元学习一起添加的结果用"十数据增强"表示,在非空切片、全部切片的实验上分别使 Dice 分数提高了 1.52、1.29,"LSRML-DG"为元学习、数据增强、域判别器一起添加的结果,分别使 Dice 分数提高了 0.36 和 0.67。

表 1-5 前列腺公开数据集非空切片的实验结果

方法	站点 A	站点 B	站点 C	站点 D	站点 E	站点 F	平均值
DeepAll(Baseline)	90.83	89.14	89.40	89.75	86.94	86.17	88.70
十元学习	91.21	89.26	89.70	90.38	87.17	87.31	89.17
十数据增强	91.79	91.63	90.73	90.38	89.82	89.82	90.69
LSRML-DG	**92.00**	**91.89**	**91.23**	**90.65**	**90.19**	**90.02**	**91.05**

表 1-6 前列腺公开数据集全部切片的实验结果

方法	站点 A	站点 B	站点 C	站点 D	站点 E	站点 F	平均值
DeepAll(Baseline)	89.03	83.97	85.60	88.15	83.13	79.07	84.83
十元学习	89.58	85.85	86.38	89.02	84.83	80.17	85.97
十数据增强	90.38	86.90	88.18	89.19	86.56	82.37	87.26
LSRML-DG	**90.81**	**87.46**	**88.71**	**89.48**	**88.18**	**82.95**	**87.93**

(2) 更改元训练域、元测试域个数

在前列腺分割任务中,公开数据集共分为 6 个域的数据,其中1个域作为目标域,剩下的 5 个域作为源域,如前文介绍的元学习策略。在训练过程中会随机地将源域划分为元训练域和元测试域。在训练过程中,该方法会监督在元训练域上一次梯度更新后的模型在元测试域上的性能。在此,本节分析了元训练域、元测试域个数划分对分割性能的影响,如表 1-7 所示,只对站点 F(I2CVB)进行分析,站点 F 因其肿瘤区域更大,且图像更模糊,与其他站点差异更大,能更好地测试泛化性能。可以看到的是,随着元训练域和元测试域包含的域个数划分的改变,分割性能差异明显(Dice 分数相差 1.37),且元测试域个数大于元训练域个数时,性能会下降得格外厉害,甚至会低于 Baseline,即该策略产生了反作用。此外,当设置目标域个数大于 1 的时候,虽然 Dice 分数略有提升,但是幅度很小,这主要是因为在训练过程中,元优化目标的第二项关于元测试域数据的损失函数是在元训练域上一次梯度更新后计算的,即表示的是该次在元训练域上更新后在元测试域上的性能,如果元测试域的个数更多,元训练域和元测试域除了风格差异外还有目标区域大小的明显差异,这样会导致元优化目标的第二项损失过大,由此导致训练过程不稳定。从结果中可以看到,当元训练域个数为 2、元测试域个数为 1 的时候,分割效果最佳,因此本节后续实验均使用了该划分策略。

表 1-7　源域、目标域个数划分对性能的影响

Meta-train,Meta-test	站点 F
4,1	79.98
3,2	79.13
3,1	80.06
2,3	78.80
2,2	80.02
2,1	**80.17**
Baseline	79.07

(3)元训练域和元测试域的批量大小分析

本节对元学习训练策略设置的批量大小进行了分析,此处默认元训练域个数为 2,元测试域个数为 1。如表 1-8 所示,随着批量大小的增加,性能不增反降,原因如前所述,批量大小过大会导致训练过程不稳定,所以本章采用批量大小为 6 来进行后续实验。

表 1-8　批量大小对分割性能的影响

批量大小	站点 D
5	80.08
6	**80.17**
8	78.40
10	78.13

(4)更改域判别器组成(全卷积层/全连接层)

如 1.1.2 节所述,对于完成域泛化任务,对抗性方法最为常见。而对抗训练中判别器最常见的目标是输出特征所属源域和目标域的概率,即判别器是一个线性分类器,由全连接层组成,输出为一个二维向量。因此,本章也对全连接层组成的多分类的分类器作了比较,即分类器同样由 5 层全连接层组成,每轮的特征向量长度与全卷积层的特征图个数对应,输出维度即(B, S),其中 B 为批量大小,S 为源域个数。在站点 F 上的结果如表 1-9 所示,基线模型为顺序添加元学习和数据增强后的分割结果,可以看到全连接层分类器的引入起到了反作用,与基线模型相比 Dice 分数下降了 0.86。这是因为全连接层组成的分类器给予编码器全局上的指

导,但缺乏细粒度的指导,而细粒度的信息正是分割任务所必需的。全卷积层组成的分类器可以计算每个块的分类误差,即等同于存在多个判别器给予编码器更细致的指导,且由于 3×3 卷积层的存在,输出层的感受野大于特征图的大小,使得全局指导也存在。本章设计的域判别器的 Dice 分数在基线模型的基础上提高了 0.58。

表 1-9 域判别器组成对比试验

域判别器的组成	站点 F
Baseline	82.37
全卷积层	**82.95**
全连接层	81.51

（5）修改域判别器超参数 τ_{max}

τ_{max} 是控制每轮训练过程中域判别器给予编码器指导力度的超参数,λ 是梯度缩放因子,λ 随迭代次数的曲线是由 τ_{max} 控制的。当训练轮次大于 τ_{max} 时,λ 的值恒等于 1,即不再对梯度进行缩放。因为域判别器的参数是随机初始化的,故刚开始训练的时候,模型不能对输入的特征进行正确的分类,不能准确地引导编码器往域判别器识别不出特征来源的方向更新。

本节对该参数做了相关的分析,如图 1-21 所示,横轴是 τ_{max} 的取值,纵轴是模型在站点 F 的分割结果。因为域判别器的权重是随机初始化的,因此刚开始训练的时候,域判别器的准确度是比较低的,τ_{max} 太小的话,刚开始训练就给予不正确的指导,所以性能不好,而 τ_{max} 太大导致基线模型快要收敛了才增大指导作用,这时作用不大,基本与基线模型持平,因此本节使用 14 000 作为前列腺分割的超参数。

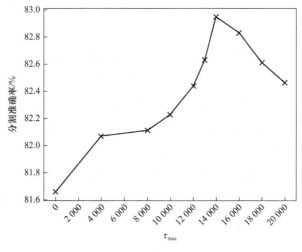

图 1-21 τ_{max} 分析曲线

1.4.2　基于无监督域适应的医学图像分割算法实验结果分析

1. 实验细节

所有模块均进行端到端的训练,且骨干网络、域判别器、图像重建模块均使用 Adam 优化器,初始速率、验证策略与 1.4.1 节一样,本节使用了更多的数据来验证本章提出的模型,即公开数据集前列腺非空切片、公开数据集前列腺全部切片、私有数据集前列腺全部切片(包括 T1 和 T2w 模态)。本节分析了加入私有数据集后公开数据集上性能的变化。本文还通过消融实验分析了添加图像重建模块作为辅助任务对目标域图像分割结果的提升作用,且讨论了进行图像重建网络设计时所作的一些对比实验,包括是否在目标域图像重建的时候添加数据增强进行图像重建模块的训练、网络结构相关的设计等。

2. 与相关方法的比较

(1) 在前列腺公开数据集上与其他分割方法的比较

首先,本节比较了其他医学图像分割与本章提出的算法在前列腺分割任务上的性能,比较的方法包括提出的正则化模块和辅助损失函数的方法 LatReg[20]、图像重建堆叠变换以扩充数据的方法 BigAug[21]、形状感知的元学习框架 SAML[23]、联邦学习 FedDG[25] 等。以上方法均是在 U-Net(2D 或 3D)基础上进行的,除此之外,DeepAll 方法表示为简单的聚合源域数据进行训练,Gld 为二值域分类器方法,即在基线网络添加一个额外分支,用于判别提取的特征来自源域还是目标域,是最朴素的域适应方法。

公开数据集非空切片(即使用的切片上面都是有前列腺器官的)的实验结果如表 1-10 所示,可以观察到 DeepAll(CE-Net)表现良好,其平均 Dice 分数相比于原始的 LatReg(U-Net)和 SAML(U-Net),分别高了 1.15 和 0.91,但仍不及以 U-Net 为骨干网络的 BigAug(−0.37)和本章的方法(−2.46)。当把上述几种方法的骨干网络更换为 CE-Net 时,可以看到各种方法的平均 Dice 分数均比 DeepAll 有提升,可以说明这些方法在泛化方面起到了一定的作用,但仍然没有本章提出的方法(LSRML)高。此外,本节还对二值域分类器 Gld 做了实验,其用了目标域图像,得到了其 Dice 分数比 DeepAll 高 0.92 的结果,但是该方法的 Dice 分数仍然比本章的方法低 1.5。

表 1-10　前列腺公开数据集非空切片的留一交叉验证结果

不可见域	站点 A	站点 B	站点 C	站点 D	站点 E	站点 F	平均值	标准差
LatReg(U-Net)	88.17	86.65	88.50	87.27	84.68	83.37	86.07	1.60
BigAug(U-Net)	90.77	90.04	90.34	87.54	90.01	87.86	89.43	1.25
SAML(U-Net)	89.66	87.53	88.34	88.67	87.37	84.43	87.67	1.63
FedDG(U-Net)	90.19	87.17	90.47	83.02	88.23	85.26	87.39	2.64
LSRML(U-Net)	91.21	89.61	89.94	89.52	87.55	87.65	89.24	1.29
DeepAll(CE-Net)	90.83	89.14	89.40	89.75	86.94	86.17	88.70	1.78
LatReg(CE-Net)	91.25	90.08	89.70	90.10	87.46	87.18	89.29	1.48
BigAug(CE-Net)	91.78	91.51	**91.22**	90.34	**90.36**	90.10	90.93	**0.61**
SAML(CE-Net)	90.40	89.78	90.35	90.22	88.00	86.97	89.28	1.32
Gld(CE-Net)	91.55	90.20	90.22	90.54	87.44	87.78	89.62	1.49
＋图像重建	91.91	91.79	90.84	90.77	90.00	90.38	90.95	0.70
LSRML(ours)	**92.08**	**91.96**	91.18	**90.80**	90.26	**90.44**	**91.12**	0.70

前列腺公开数据集全部切片的实验结果如表 1-11 所示,本章的方法在所有数据集上都取得了最好的结果,且其 Dice 分数比当前表现最好的方法 BigAug 高了 1.17,全部切片的实验更贴近现实应用,因为使用全部切片训练的模型在部署后可以直接对采集的全切片影像做预测,而用非空切片训练的模型,需要人工分辨出有前列腺的切片或者需要训练一个识别是否有前列腺的二分类器作为前置任务,非端到端的方式限制了其应用场景。

表 1-11　前列腺公开数据集全部切片的留一交叉验证结果

不可见域	站点 A	站点 B	站点 C	站点 D	站点 E	站点 F	平均值	标准差
LatReg(U-Net)	87.65	82.44	86.55	79.33	87.95	77.99	83.65	3.98
BigAug(U-Net)	87.88	83.25	87.76	83.20	88.42	80.54	85.18	2.99
SAML(U-Net)	88.49	82.93	86.01	72.15	86.52	78.36	82.41	5.61
CE-Net	89.03	83.97	85.60	83.13	88.15	79.07	84.83	3.32
LatReg(CE-Net)	89.43	85.24	86.99	82.00	88.41	81.35	85.57	3.04
BigAug(CE-Net)	90.68	86.62	88.50	86.76	88.36	81.43	87.06	2.85
SAML(CE-Net)	90.14	85.95	86.65	84.84	88.03	79.71	85.88	3.23
Gld (CE-Net)	88.70	85.58	87.13	85.64	88.76	80.35	86.03	2.84
＋图像重建	91.08	87.41	88.52	87.57	89.43	83.06	87.85	2.47
LSRML(ours)	**91.13**	**87.58**	**88.84**	**88.42**	**89.55**	**83.86**	**88.23**	**2.24**

如图 1-22 所示,本节对分割结果进行了可视化,可以看到 CE-Net(Baseline)、SAML 和 LatReg 的预测结果存在不够紧凑的情况,即预测结果支离破碎,分成几个部分,不能维持前列腺的形状。以站点 D、站点 E、站点 G 为例,SAML 在该方面的表现更好,因为该算法引入了额外损失,来监督模型的周长面积比。而 LatReg 算法原文是识别脑硬化病变分割,在前列腺分割任务中,因为数据量稀少,提取域不变特征困难,所以性能表现一般。上述方法还存在边界识别不精准的问题,因其

与周围像素差异较大而被划为背景像素,导致原属于目标区域的部分被错误标注为背景像素,如站点 B、站点 C、站点 D、站点 F 等。BigAug 算法对于分割表现的提升是最明显的,但是也存在诸如基线模型存在的边界识别不精准或者边界不够平滑(即周长面积比更大)的问题,且针对一个特定的任务需要重新选择合适的数据增强策略。而本章的方法可以更好地保留器官的形状,因为图像重建分支可以提取更具判别性的特征,解码器更容易根据这些特征识别出某一图像块(patch)是前景还是背景。

彩图 1-22

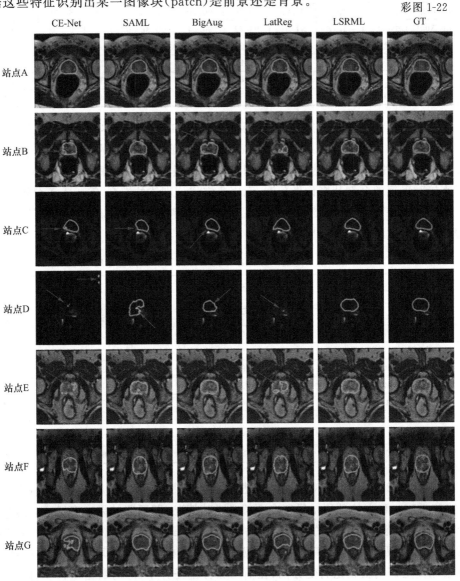

图 1-22　前列腺分割结果示意图

此外,本节还比较了已训练模型的 t-SNE 可视化结果。依然以站点 F 为例,首先在所有源域上对模型进行预训练,然后将源域和目标域(I2CVB)数据输入编码器提取特征,最后通过 t-SNE 进行特征降维。可视化结果如图 1-23 所示。可以观察到,本章的方法所产生的深颜色的点(目标域数据)更分散,浅颜色的点(其他域的数据)混合更均匀,这一现象说明本章的方法具有较好的泛化能力。

彩图 1-23

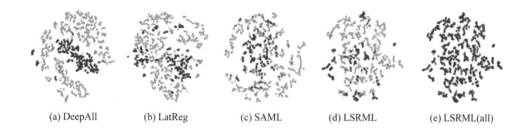

(a) DeepAll (b) LatReg (c) SAML (d) LSRML (e) LSRML(all)

图 1-23　t-SNE 可视化结果示意图

(2)加入前列腺私有数据集后结果的比较

本节将私有数据集作为站点 G,与其他 6 个域的公开数据一起做留一交叉验证,结果如表 1-12 所示,本章的方法在所有域都取得了最好的结果,且其 Dice 分数比当前最好的方法 BigAug 高了 0.79。本节还分析了加入私有数据集训练后,其他方法和本章的方法在公开数据集上的分割表现。如图 1-24 所示,ML 表示普通元学习方法,DA 表示同时添加数据增强和元学习,RC 表示添加数据增强、图像重建和元学习,DD 表示同时添加域判别器、数据增强和元学习。可以看到,由于新数据集的引入,训练过程中模型见到的数据更多样了,因此所有模型的平均 Dice 分数都有了不同程度的提高,尤以 SAML 最为明显,这说明加快医学图像应用的进程,大量的带标签图像是必不可少的。此外,以 U-Net 为骨干网络的方法差异更大,由于 CE-Net 的中间模块提取到了更高级别、更抽象的特征,而 U-Net 除了提取任务相关的特征外,还对域相关的信息做了过多的拟合,因此 U-Net 在应用到目标域时性能较差,或者说对图像风格变化较敏感。

表 1-12　前列腺公开数据集和私有数据集交叉验证的实验结果

不可见域	站点 A	站点 B	站点 C	站点 D	站点 E	站点 F	站点 G
LatReg(U-Net)	88.74	82.47	86.38	83.20	87.72	76.98	88.35
BigAug(U-Net)	89.17	85.18	86.99	85.47	89.08	80.00	88.55
SAML(U-Net)	87.78	81.91	85.25	83.11	88.61	82.06	86.77
CE-Net	89.95	84.66	86.54	83.89	88.61	80.78	87.44
LatReg(CE-Net)	89.64	85.38	86.81	83.36	88.88	81.79	88.16
BigAug(CE-Net)	90.46	87.04	88.27	87.55	89.49	82.27	88.45
SAML(CE-Net)	89.60	85.57	87.13	85.92	89.43	81.25	88.69
Gld(CE-Net)	89.37	86.25	87.71	85.97	89.40	82.26	88.01
元学习	90.18	86.13	87.90	85.41	89.19	81.29	88.02
＋数据增强	90.32	87.42	88.72	87.59	89.59	82.42	88.75
＋图像重建	90.57	87.69	89.43	87.92	89.87	83.18	88.82
＋域判别器	90.72	87.77	88.98	87.78	89.70	83.16	88.79
LSRML(ours)	**90.86**	**87.91**	**89.48**	**88.55**	**89.95**	**83.46**	**88.85**

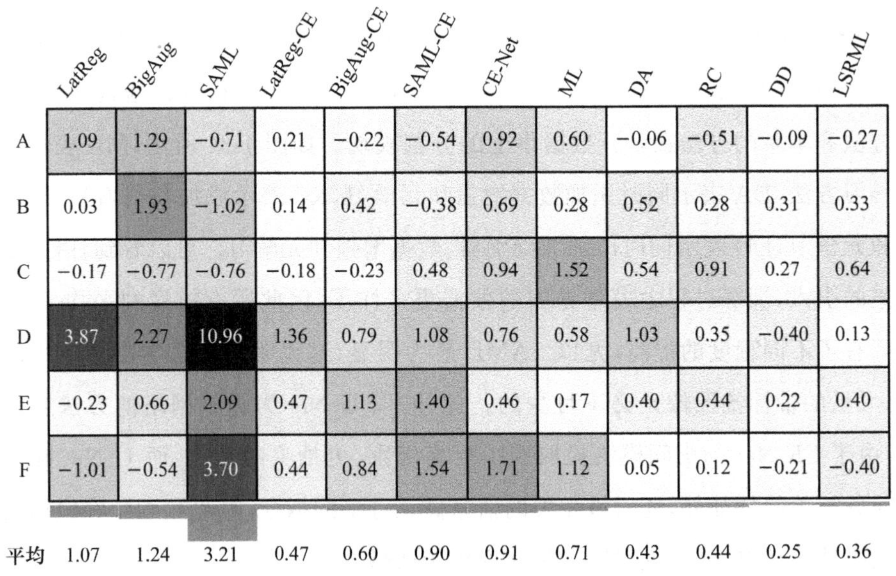

	LatReg	BigAug	SAML	LatReg-CE	BigAug-CE	SAML-CE	CE-Net	ML	DA	RC	DD	LSRML
A	1.09	1.29	−0.71	0.21	−0.22	−0.54	0.92	0.60	−0.06	−0.51	−0.09	−0.27
B	0.03	1.93	−1.02	0.14	0.42	−0.38	0.69	0.28	0.52	0.28	0.31	0.33
C	−0.17	−0.77	−0.76	−0.18	−0.23	0.48	0.94	1.52	0.54	0.91	0.27	0.64
D	3.87	2.27	10.96	1.36	0.79	1.08	0.76	0.58	1.03	0.35	−0.40	0.13
E	−0.23	0.66	2.09	0.47	1.13	1.40	0.46	0.17	0.40	0.44	0.22	0.40
F	−1.01	−0.54	3.70	0.44	0.84	1.54	1.71	1.12	0.05	0.12	−0.21	−0.40
平均	1.07	1.24	3.21	0.47	0.60	0.90	0.91	0.71	0.43	0.44	0.25	0.36

图 1-24　加入私有数据集后公开数据集分割结果差值示意图

各种方法在各个域的 Dice 分数的平均值以及标准差如图 1-25 所示,可以看到,本章的方法在上述 3 个实验中均取得了最好的结果,且标准差最小,即极大地缓解了由域漂移问题带来的当目标域分布与源域分布差异巨大时模型在目标域数据上性能急剧下降的问题。

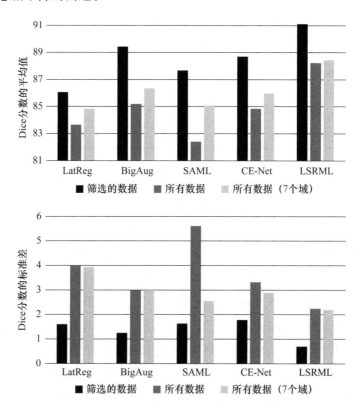

图 1-25　各种方法在各个域的 Dice 分数的平均值及标准差

3. 消融实验

(1) 重建目标选择以及是否数据增强

本节对重建分支做了进一步分析,即重建目标的选择,元测试域和目标域的图像都会被送入相同的编码器进行特征提取,且可以同时进行图像重建,但是如果对元测试域进行图像重建,则与域判别器模块提取源域的域不变特征冲突,如表 1-13 所示,重建目标为元训练域和目标域时,性能会略有下降。因此,本章的重构目标仅为目标域图像,重建原始图像虽然能保留目标域的有用信息,但是前景、背景分开重建可以提取更具辨别性的特征。如果只重建目标域图像,因为单个域的数据

量很少,可能导致重建分支的过拟合,且分割网络分支对编码器的更新方向会影响
重构分支的更新,KL损失在训练过程中会突然变大,而重构损失(L2损失)一开
始是没有爆炸的,此次更新后,重构损失和KL损失会趋于正无穷,导致梯度爆炸
的出现。

表 1-13 重建目标和数据增强对性能的影响

重建目标	是否数据增强	站点 F
目标域原始图像	否	82.65
元训练域和目标域原始图像	否	81.95
目标域前景、背景图像	否	**83.06**
目标域前景、背景图像	是	82.32

故本章尝试在卷积层前面添加 BN 层和 ReLU 层以及通过对目标域图像数据
增强来解决。首先,添加 BN 层和 ReLU 层,如图 1-26 所示,目标域图像经过编码
器提取的特征为 $E_{D_{t'}}$,原本该特征先直接输入一层卷积层,再压缩成一维向量,平
均分为 μ 和 σ,如前所述,这容易使得该向量和标准正态分布计算损失的时候 KL
损失项趋于正无穷,因此,考虑在卷积层的前面添加 BN 层和 ReLU 层,以限制 μ
和 σ 的大小,消除梯度爆炸的可能,结果如表 1-13 所示,添加该两层不仅解决了梯
度爆炸问题,而且对 Baseline 有很大的提升作用。然而,对目标域图像做数据增强
并不能解决 KL 损失爆炸的问题。最后,一起添加这两个方案,结果如表 1-13 所
示,比不添加数据增强的结果要差,因为编码器学习到了一些其他的干扰信息,而
测试过程中不针对目标域图像做数据增强,故本章重建的同时并没有对目标域添
加数据增强。

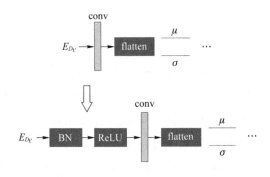

图 1-26 BN 层和 ReLU 层的位置示意图

（2）是否加入变分自编码器和自编码器

如 1.2.3 节所述，变分自编码器（VAE）与自编码器（AE）不同的是，VAE 引入了一些潜在空间的正则化，即对编码-解码过程进行了轻微的修改：不是将输入编码为单个点，而是将其编码为潜空间的分布。变分自编码器在计算过程中会计算标准正态分布和隐空间的 KL 损失，该损失与重构损失对抗训练，可以得到更鲁棒的生成模型。本节将自编码器作为重构网络做了对比实验，结果如表 1-14 所示，所有实验均以 CE-Net 为骨干网络，基线模型表示在骨干网络基础上添加元学习和数据增强。表 1-14 以前列腺任务上全部切片为例进行了讨论，自编码器和变分自编码器模块重建的目标均是基于注意力机制分开的前景和背景图像。可以看到，自编码器方法的 Dice 分数在基线模型的基础上提高了 0.24，这表明变分自编码器方法可以更好地对编码器端点的特征进行聚类/分组，变分自编码器方法的 Dice 分数在基线模型的基础上提高了 0.69，故本章选择以变分自编码器作为重构网络。

表 1-14　自编码器和变分自编码器对比实验结果

比较方法	站点 F
基线模型	82.37
自编码器	82.61
变分自编码器	**83.06**

（3）在其他模态图像上的泛化实验

本章利用私有数据集的 T1w 图像分析多模态数据之间的分布差异对深度学习模型分割和泛化性能的影响。图 1-27 所示是配准过后的多模态数据，其中 T1w 模态数据与 T2w 模态数据相比组织结构轮廓更清晰，而 T2w 数据可以和 ADC 模态的数据结合用于病灶的分析。记 T1w 图像为域 H，实验结果如表 1-15 所示。可以观察到，当目标域数据是来自与训练集不同模态、不同采集中心的数据时，性能会差很多（第二列），而本章的方法依然能够显示出更强的泛化性能。而当加入相同采集中心的 G 站点（T2w）的数据作为训练集时（第三列），模型的预测结果有显著的提升。但是部署之前采集该站点的 T2w 数据并标注才能对该医院的 T1 数据进行预测是耗时且不切实际的。所以，想要跨模态的应用分割模型，需要利用多模态数据学习到跨模态的通用特征表示，或者需要分析模态间数据的变化，以采取合适的数据转换和数据增强策略。

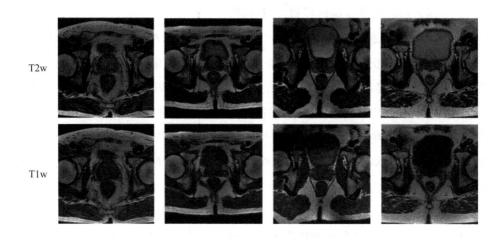

图 1-27　T2w 和 T1w 模态数据示意图

表 1-15　跨模态泛化性能分析

目标域	H	H
训练域	A～F	A～F,G
LatReg(U-Net)	67.71	86.73
BigAug(U-Net)	78.89	86.63
SAML(U-Net)	73.06	83.21
CE-Net	68.77	89.05
Gld(CE-Net)	70.30	83.79
LSRML(ours)	**81.19**	**89.69**

1.5　结　　论

　　医学图像分割是医学图像分析的重要环节,随着深度学习的崛起和普及,其在医学图像分割任务上也取得了很多成就,精确度甚至高于专家,但由于医学图像采集困难,且只能由专家标注,导致数据量很小,在训练集上训练的模型极易过拟合。此外,医学图像的采集需要设置很多的参数,再加上设备的多样性,导致不同采集中心采集的数据间风格差异巨大。以上两个原因导致当将在训练集上训练的模型部署到一家新的医院时,其性能通常会大幅度下降,即现存的基于编解码器的模型(U-Net 及其变体)大都遵循训练集和测试集独立同分布假设,但这与医学图像的现实情况相违背。为了加快医学图像分割部署的进程,需提出域间泛化能力更强的模型。

  针对上述问题,本章提出了一种隐空间正则化的元学习框架(LSRML),其可以提高基线深度学习模型在 MR 图像分割任务中的域间泛化性能。具体来说,本章首先采用元学习策略,将源域数据划分为元训练域和元测试域来模拟真实的源域和目标域之间的域漂移现象,且通过监督在元训练域更新一次之后在元测试域上的性能的方式来保证模型的迁移能力。此外,本章还设计了两个辅助分支来正则化主干网络的训练过程:①域判别器分支对编码器提取的特征进行域的类别预测,通过梯度反转层,该模块与主干网络对抗训练,使域判别器无法识别出主干网络提取的特征,即强制主干网络过滤掉无用的域相关的信息,只保留任务相关的信息;②图像重建分支与主干网络共享编码器部分,重建目标是目标域图像的前景和背景,前景和背景的分开重建与传统的重构原始图像的网络不同,这可以鼓励模型学习更具有辨别性的特征,从本章可视化结果中可以发现,图像重建分支可以使得预测结果更加紧凑。本章在一个私有和多个公开前列腺数据集上验证了本章所提出的方法。实验结果表明,与现有方法相比,该模型具有更好的分割性能和更强大的泛化能力。

第 2 章

面向多模态 MR 图像的病灶分割分级

前列腺癌是在男性群体中高发的恶性肿瘤,磁共振成像是目前最常用的影像诊断方法,然而,对磁共振数据进行人工阅片费时费力。为了缩短阅片时间、减轻阅片医生的压力,自动、迅速、准确的前列腺癌计算机辅助检测和诊断算法成为新一代人工智能医疗领域的重要研究方向。本章研究与实现对多模态磁共振图像的前列腺癌灶部位进行自动分割和对癌灶部位进行分级诊断的深度学习算法,从而实现对前列腺癌的计算机辅助检测和诊断,辅助阅片医生定位癌灶,为后续分级诊断提供帮助,达到辅助医疗的目的。本章主要包括以下工作。

① 基于模态融合和形状学习的前列腺癌分割算法。该算法在深度学习网络设计上考虑了前列腺磁共振成像的特点,以及如何合理融合多模态信息与边缘形状特点,设计了一个两阶段级联网络 MFSL-Net,用于前列腺癌分割。该网络采用了两种网络的级联结构:第一,模态融合网络,它是一个双流网络,在两种维度内使两种模态流交互,通过空间注意模块和通道注意模块提取监督信息使信息在模态间实现共享与交互;第二,形状学习网络,它是将语义分割和边缘检测相结合的多任务学习网络,在保留高分辨率语义信息的同时识别图像中的形状和边缘信息。本章用消融实验和对比实验证明了算法的可靠性,并在公开数据集上比较了它与现有方法的性能。实验结果表明,本章所提方法的 Dice 分数提高了 3.6,证实了本章算法的有效性。

② 基于软阈值化的前列腺癌分级算法。本章搭建了基于 ResNet 的深度学习网络,使用多模态磁共振图像,进行前列腺临床显著性癌与惰性癌的分级诊断。使用优化的输入模块与下采样模块提升 ResNet 网络效果。针对磁共振图像的多噪声特性,引入了信号降噪算法中的软阈值化进行 2D 医学图像的分级工作,将软阈值和深度学习相结合,消除与噪声相关的信息,即去除和分级任务无关的冗余信

息,获得更加准确的分级结果。

2.1 介　　绍

2.1.1 研究背景

前列腺癌是男性多发癌症,有数据资料证明,在我国,前列腺癌发病率逐年升高,而且我国前列腺癌患者死亡率增长的速率(超过 10%)甚至已经超越了我国经济增长的速率,前列腺癌也已变成了严重影响我国男性身体健康的泌尿系统癌症[46]。前列腺癌依据演化特点分为惰性癌和临床显著性癌。有 85% 的前列腺癌症患者被诊断出的是惰性癌,惰性癌生长缓慢,隐匿期较长(通常有数十年),并且致命性很低,对人的影响并不大,在这种情况下,治疗可以用主动监测代替。而临床显著性癌会快速地从前列腺扩散到身体的其他部位,有较高的致死率,需要进行非常及时的治疗。因此,早发现、早诊断、早治疗可以极大地降低前列腺癌症患者的死亡率,保证患者的生活质量。

当前前列腺癌筛查包括 3 个阶段。首先,进行前列腺特异性抗原(PSA)测定以诊断该患者是否为病理性。然后,在前列腺经直肠超声(TRUS)活检过程中采集样本进行确认。最后,进行分析以评估预后和分期。然而现有研究表明 PSA 筛查和 TRUS 活检在前列腺癌的诊断中价值有限,目前的研究重点是识别新的生物标记物和新的活检方法,以取代现有的筛查方法[47]。在此类研究取得实质性进展之前,可以通过使用磁共振成像技术的主动监测策略进行更系统、更严格的随访。在多种医学影像技术中,磁共振成像技术是目前最有效、最常用的影像诊断方式,并且与 TRUS 穿刺活检不同,MRI 检查是一种对身体无害的非侵入性检查,不同角度的 MRI 更利于检查前列腺器官及其周围组织的情况,有利于癌症的定性和分期,能显著提升前列腺癌的检测率和诊断效果,并且能够与 TRUS 有效结合,引导医生进行 TRUS 穿刺活检。

尽管影像技术方面的不断创新引起了癌症检测和诊断的改进,然而对 MRI 数据进行人工阅片仍费时费力。因为阅片医生往往需要大量的专业知识,针对一个患者的阅片时间平均就要 10～20 分钟,并且存在观察者限制,例如,阅片医生视觉感知受限、疲劳或注意力分散。为了缩短阅片时间、减轻阅片医生的压力,自动、迅速、准确的前列腺癌计算机辅助检测和诊断算法成为我国新一代人工智能医疗领域倍受重视的重要研究方向。

2.1.2 国内外研究现状

1. 前列腺癌的计算机辅助检测

前列腺癌的计算机辅助检测是指在磁共振图像的前列腺器官中将肿瘤病变区域定位或分割出来。尽管计算机辅助检测工具非常有前景,但相比于前列腺分割或其他类型的病变分割,前列腺内癌灶分割的相关研究较少,这主要源于工作的挑战性,磁共振图像是灰度 3D 图像,其具有高信噪比、低软组织对比度和伪像,对于由良性腺体和间质组成的稀疏肿瘤,很难勾勒出它的轮廓。数据中的类别不平衡也是一个挑战,在前列腺磁共振图像中,良性体素的样本量通常远高于癌化体素,数据上的高度不平衡带来模型训练上的困难。目前,国内外对前列腺癌的检测或分割的研究方法主要分为两大类:基于特征工程的方法和基于深度学习的方法。基于特征工程的方法的常见范式是基于手工设计的特征,如 Haralick 特征和 Tamura 特征,使用机器学习进行像素分类。而在基于深度学习的方法中,深度学习网络允许自动学习高级特征,在近几年的医学图像器官分割或癌灶分割中得到了更广泛的应用。目前,许多前列腺癌分割算法都是基于深度学习的。在所有深度学习方法中,编码器-解码器结构(如 U-Net[2])被广泛应用于癌灶分割。

基于人工特征的图像处理技术在医学图像分析领域已经应用了很长一段时间。2003 年,Chan 等人[48]率先开发了一种通过分析前列腺 MR 图像来检测和定位前列腺癌的计算机辅助诊断工具,他们提出的算法利用共生矩阵和离散余弦变换从线性扫描图像中提取出纹理特征,并利用支持向量机对纹理特征进行分类生成概率图以定位恶性肿瘤。在接下来的十几年中,几种后继检测算法[49-55]基本遵循了相似的算法流程。这些研究中的预处理通常包括以下操作:对 MR 图像进行除噪声和数据标准化,且通常需要配准操作以对齐不同的多模态图像;对 MR 图像中的前列腺器官进行分割,以提取感兴趣的区域。首先,完成上述预处理操作,对前列腺 MR 图像中的每个像素提取常见的二维和三维特征,如小波纹理特征、Haralick 特征和 Tamura 特征[47]。然后,通过某些特征选择方法对特征进一步降维以产生一组与恶性肿瘤检测相关的有意义的特征。最后,对提取的特征采用机器学习的方法进行像素分类,如支持向量机和随机森林算法。然而这类方法对有意义的和有效的特征的选择在一定程度上是有限的。

深度学习的突破使前列腺癌检测或分割逐渐实现了从基于手工特征向自动学习高级特征的转变。其中,深度编码器-解码器结构是使用最为广泛的 CNN 网络,用于获取全图像的癌灶概率图或分割图。Kohl 等人[56]提出了基于 GAN 的前列腺区域以及癌症病灶联合分割的方法。改进后的 U-Net 作为分割网络,判别器用来区分生成的分割和真值图(groundtruth)。Kiraly 等人[57]通过选择高斯标准偏差来固有地考虑标记病变的空间不确定性,编码器-解码器结构输出相应图中的局部最大值以提示肿瘤的位置。Yang 等人[58]开发的癌灶自动检测系统基于 CNN 图像级分类器,用共同训练的 GoogLeNet 融合 ADC 和 T2w 图像,并设计了非一致性误差作为损失函数使 ADC 和 T2w 图像生成一致的预测结果。Wang 等人[59]对 Yang 等人开发的系统做了进一步改进,在用于癌灶检测的双路径卷积神经网络前加入了用于自动前列腺配准的新型组织变形网络(TDN)。Sumathipala 等人[60]用改进卷积核增大感受野的方法优化了整体嵌套边缘检测(HED)深度卷积神经网络以进行前列腺癌灶检测。Xu 等人[61]证明了残差网络学习前列腺病变特征的能力,使用 T2w、ADC、BVAL 作为 3 个通道。Alkadi 等人[62]为了合并 MRI 提供的 3D 上下文空间信息,提出了一种新颖的 3D 滑动窗口方法,该方法在利用 3D 信息的同时保留了 2D 域的复杂性。Cao[63]通过调整病灶损失来克服癌性和非癌性区域之间的不平衡,从而改善疾病检测,并设计选择性的密集条件随机场(SD-CRF)作为后处理步骤。Chen 等人[64]提出了一种多分支 U-Net(MB-UNet)网络,对(PI-RADS)得分≥4 的可疑病变进行分割,设计的编码器模块具有分别用于 3 种 MRI 模态的 3 个分支,以完全提取不同 MRI 模式所提供的特征,并通过使用 3 个子分支为 3 个连续的图像切片添加输入模块,以考虑不同图像切片之间的轮廓一致性。

本章使用两种磁共振模态图像,即 ADC 模态和 T2w 模态,来进行前列腺癌的分割。目前,结合 MRI 的多模态特性已经成为医学影像处理领域的科研热点之一。学习多模态特性是一个关键问题,有研究经实验显示各模态经过稠密连接的特征融合相比于直接双通道输入有较明显的提升[65]。有研究将多模态融合策略分为早期融合策略、后期融合策略和多层融合策略[66]。早期融合发生在输入阶段或网络的前几层,当使用的不同的模态图像所表达的信息之间存在复杂的关联时,早期融合可能并不会实现理想的信息补偿。后期融合是指高层次抽象特征的融合,此时一般采用多流网络,不同模态的图像输入不同的网络流。多层融合是目前比较有效的方式,它的有效性也得到了证明[67]。最近的研究针对乳房肿块分割提出了一种监督图像融合方法[68],以选择来自不同模态的有效信息并抑制无信息的噪声,具体来说,就是采用知识提炼来使辅助模态生成监督信息以帮助主模态学习,取得了很好的效果。然而,目前针对前列腺癌检测的多模态融合方法包括级联从不同模态提取的特征[64]、使用针对两个模态的非一致性误差[59]、对多模态图像进行像素级融合[61],还有文献使用 SD-CRF 确定特定的成像模态,再使用条件随机场(CRF)完善病变分割[63]。可见,目前关于前列腺癌分割的深度学习算法要么直接级联从不同模态获得的特征,要么直接对多模态图像进行像素级融合,而多模态特征间的关联及其在 MRI 中合理融合多模态信息的方式还没有被进一步深入研究。

本章向语义分割网络引入了边缘检测实现多任务学习。最近的一些针对自然图像或医学图像分割的文献[69-71]通过多任务学习,利用边缘检测提升了语义分割性能,在分割过程中,边缘信息提供了有价值的细粒度约束来指导特征提取。此外,在做分割任务时,网络学习的是像素级别分割。但是医学图像中的重要概念——医学图像中的结构性(如边界、形状等)被网络忽视。加入边缘检测分支的网络也可使形状信息在被融合的各类信息中更好地被学习并识别。与上述工作不同的是,本章提出的网络将语义分割和边缘检测两个任务相融合,实现了共享的潜在语义在两个任务之间的交互。

2. 前列腺癌的计算机辅助诊断

多模态的磁共振成像能为前列腺癌的分级诊断提供帮助,如图 2-1 所示,临床显著性癌与惰性癌的特性不同,对它们的分级诊断方便医生制订后续的诊疗方案。目前已有很多传统的特征工程算法用于前列腺癌的分级诊断,这类算法需要从病灶区域中提取出一系列特征为分类或分级做准备,基于图像的特征主要包含边缘特征、纹理特征、区域特征和解剖特征等[47]。随着能够通过监督学习对特征进行自动提取的深度学习技术的流行,目前已有深度学习算法用于癌灶(如乳腺癌和肺癌等)分级算法,并取得了良好的效果。已有很多研究证明,当有足够的数据量时,相比于传统人工设计特征,深度学习能够发挥更大的作用。但是,基于深度学习的前列腺癌磁共振成像诊断分级算法的相关研究仍有很大空间。在目前已有的工作中,Le 等人[72]比较了 3 种经典的深度学习方法(VGGNet、GoogLeNet 和 ResNet)对前列腺癌的分级效果;Liu 等人[73]针对多模态磁共振图像的特性,提出了基于 VGGNet 的 XmaxNet,比较了将不同的模态排列为不同输入组合的情况下网络的效果。

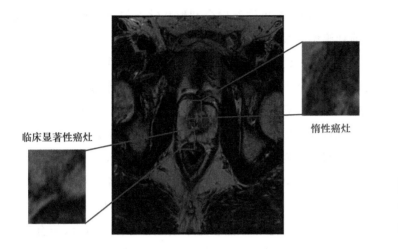

临床显著性癌灶

惰性癌灶

彩图 2-1

图 2-1　T2w 模态图像上的临床显著性癌灶区域和惰性癌灶区域

本章进一步从降低图像噪声、去除冗余信息的角度改进网络效果。由于采集设备的特性,MR 图像通常存在大量的噪声,也就代表着 MR 图像中包含着某些与癌灶分级任务无关的、无意义的信息或特征,这些信息也可以称为噪声,这些噪声将对癌灶分级算法的效果产生抑制作用。软阈值化是很多信号降噪算法中的重要环节,一般来说,其原理是先将原始信号转换为一个近零数字,也就是不重要的域,再采用软阈值法将近零特征转换为 0。例如,最典型的信号去噪方式——小波阈值处理算法通常由小波分解、软阈值处理和小波重构 3 个步骤构成。要实现更好的信号去噪能力,小波阈值处理算法的一个关键步骤便是建立一个滤波器,将有用的信息转变为正值很大或负值很大的特征,并将噪声转化为趋于零的特征。但是,实现这样的滤波器需要许多经验和知识,这让其成为一个具有挑战性的问题。而深度学习可以使用梯度下降算法自动学习过滤器,而不是人工设计过滤器。因此,将软阈值和深度学习相结合是一种很有效的方法,可以消除与噪声相关的信息,例如,已有工作[74]将其应用于基于振动信号的旋转机械故障诊断。本章工作将引入软阈值化模块进行 2D 图像的噪声冗余信息剔除,以获得更准确的分级结果。

2.1.3　本章主要工作

本章研究与实现对多模态磁共振图像的前列腺癌灶部位进行自动分割和对癌灶部位进行分级诊断的深度学习算法,从而实现对前列腺癌的计算机辅助检测和诊断,辅助阅片医生在 MR 图像中定位癌灶,为分级诊断提供帮助,达到辅助医疗的目的。本章主要包括两部分：基于模态融合和形状学习的前列腺癌分割算法以及基于软阈值化的前列腺癌分级算法。

基于模态融合和形状学习的前列腺癌分割算法的主要工作如下。

本章提出了一种基于注意力机制的模态融合网络。前列腺的核磁共振序列是有多种模态的，PI-RADS 2.0（标准化前列腺癌报告系统）指出，反映前列腺解剖结构的 T2w 模态有助于描述可疑病变，而 ADC 模态反映了前列腺癌的侵袭性，因此这两个模态是推荐将其用于前列腺癌的检测和诊断的优势序列。本章使用两种模态图像 ADC 和 T2w 来进行前列腺癌的分割。但是如何融合两个模态的信息是有挑战性的，病变在各种成像方式上显示出不同的大小或形状，如图 2-2 所示，而现有的针对前列腺癌检测的多模态融合方法多为早期融合和后期融合，能合理融合前列腺 MRI 多模态信息的方法还没有被进一步研究。相对而言，本章使用的 ADC 模态序列质量比较低，并且噪声多，而 T2w 模态具有较高的灵敏度和较低的特异性，即与癌灶无关的区域（如脏器、腺体组织、良性增生等）也可能被增强。对两个模态的图像进行直接级联的操作或进行像素级的融合，最终的输出可能会受到噪声信号和无关信号影响，所以需要设计网络合理融合两个成像模态的信息。

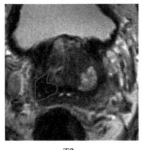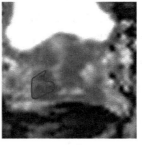

T2w　　　　　　　　　ADC

彩图 2-2

图 2-2　T2w 模态和 ADC 模态图像

模态融合网络为适应两个模态图像的输入需要两个编码器路径，本章采用多层融合策略，即在编码器网络的每一层进行特征融合，并使用监督模块从敏感度更高的 T2w 模态中提取信息指导两个路径的信息选择，如图 2-3 所示。编码器网络的每一层都引入空间注意力模块与通道注意力模块作为对不同模态的特征进行提取的监督模块，如图 2-3 所示。首先从敏感度更高的 T2w 模态中提取空间位置上的信息，并利用该信息使网络意识到 ADC 模态中哪里是信息量最大的部分，同时也加强 T2w 模态流本身的空间特征表达能力。然后利用通道注意力模块使两个模态流聚焦在有意义的输入特征上,并在每一层使用联结的方式来融合两个模态的特征,将其传递到下一层。针对模态融合网络的消融实验的实验结果证明了该方法的有效性。

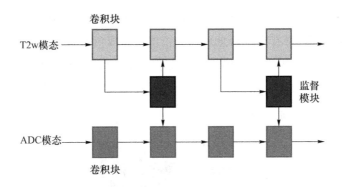

图 2-3 监督模块:从敏感度更高的 T2w 模态中提取信息指导两个路径的信息选择

本章提出了一种基于多任务学习的形状学习网络。在对前列腺 MRI 阅片时,放射科医生可通过 T2w 图像中病变的形状和边界信息来区分癌灶和增生。这些信息不能被主流深度学习分割方法有效利用,因为语义分割问题一直以来都是被当作一个像素级分类问题来解决的。但是医学图像中的重要概念——医学图像中目标的结构性(如边界、形状等)被网络忽视。因此,本章对边界较为清晰的 T2w 模态额外设计了一个带有边缘分支与上下文融合模块的多任务学习网络。在语义分割网络中加入边缘分支使形状信息在被融合的各类信息中更好地被学习并识别。通过上下文模块,将语义分割和边缘检测两个任务融合,使共享的潜在语义在两个任务之间交互,并使高分辨的语义信息、结构信息得到充分保留。针对形状学习网络的消融实验的实验结果证明了该方法的有效性。

本章也提出了一种级联模态融合网络与形状学习网络实现端到端的前列腺癌检测。模态融合网络与形状学习网络都是基于编码器-解码器结构设计的,本章采用了近年来在医学图像分割中广泛应用的级联结构来结合两个任务。模态融合网络与形状学习网络分别为级联网络的第一阶段网络与第二阶段网络,T2w 图像与 ADC 图像为第一阶段模态融合网络的输入,输出的分割图与 T2w 图像一起被送入第二阶段网络,输出最后的分割结果。两级级联网络以端到端的方式进行训练,为适应网络的多任务学习,本章提出了一种混合损失函数对其进行训练。本章进行了对比试验,结果显示与目前先进的方法相比,本章提出的前列腺癌检测网络使 DSC 提高了 3.6,证实了其对前列腺癌检测效果的提升作用。

基于软阈值化的前列腺癌分级算法的主要工作如下。

癌灶和良性疾病在 MRI 中的表现如图 2-4 所示。基于 ResNet 网络搭建深度学习网络，使用多模态磁共振图像进行前列腺临床显著性癌与惰性癌的分级诊断。使用优化的输入模块与下采样模块提升 ResNet 网络效果。软阈值化方法作为信号去噪的关键步骤，将有用的信息转化为正值很高或负值很高的特征，而将噪声转变为趋于零的特征。本章将软阈值化方法引入针对 2D 图像的识别算法中，将软阈值作为非线性变换层插入残差块中，以消除与分级信息无关的冗余信息，阈值通过深度学习网络自适应地确定。

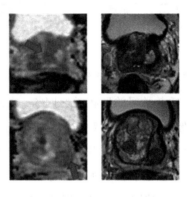

彩图 2-4

图 2-4　ADC 癌灶和良性疾病在 MRI 中的表现

（掩码为癌灶位置，箭头指向良性）

2.2　相　关　工　作

2.2.1　卷积神经网络概述

卷积神经网络是专门用于图像识别的人工智能算法。实际上，卷积神经网络早在 1989 年便已确立了现代结构[75]，自 2012 年复兴[76]以来，卷积神经网络不仅已经被应用在计算机视觉领域，而且还在多个领域中应用与发展。

深度卷积神经网络是指三层以上的人工神经网络。以 LeNet-5[77]为例，如图 2-5 所示，它是一个分层神经网络，卷积层与池化层堆叠使用，在最后是一些全连接层。

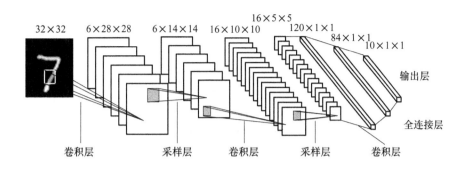

图 2-5 LeNet-5 网络示意图

下面以 LeNet-5 为例,介绍 CNN 的网络结构组成。

卷积层是一种特征提取层。它利用卷积核对输入图像以及以前的特征图进行卷积以获得新特征。它后面跟着一个激活函数来决定提取的特征是否可以传递到下一层。如图 2-6 所示,卷积层由若干卷积核组成,用于获得若干个特征图。特征图的每个神经元都连接到前一层中相邻神经元的区域。新的特征图的获得是先将输入与要学习的卷积核进行卷积,再对卷积结果应用逐元素非线性激活函数。完整的特征图是通过使用若干不一样的卷积核获得的。用数学方法表示,第 l 层的第 k 个特征图中位置 (i,j) 处的特征值 $z_{i,j,k}^l$ 的计算方法如下:

$$z_{i,j,k}^l = w_k^{l\mathrm{T}} x_{i,j}^l + b_k^l \tag{2-1}$$

其中 $w_k^{l\mathrm{T}}$ 和 b_k^l 分别是第 l 层的第 k 个滤波器的权重向量和偏置项,$x_{i,j}^l$ 是以第 l 层的位置 (i,j) 为中心的输入块。生成特征图 $z_{i,j,k}^l$ 的卷积核 w_k^l 是共享的。这种权重共享的机制有一些优势,例如,它能够减少模型复杂性,并使得网络更易于训练。激活函数可以把非线性关系带入网络。令 $a(\cdot)$ 表示非线性激活函数。卷积特征 $z_{i,j,k}^l$ 的激活 $a_{i,j,k}^l$ 可以计算为

$$a_{i,j,k}^l = a(z_{i,j,k}^l) \tag{2-2}$$

典型的激活函数有 sigmoid、tanh 和 ReLU。池化层通过减小特征图的分辨率来达到移位不变性,一般设置于卷积层间。池化层的各个特征图都联系着所对应的前一卷积层的特征图。将池化函数表示为 pool$(\cdot)$,对于每个特征图 $a_{m,n,k}^l$,其计算方法如下:

$$y_{i,j,k}^l = \mathrm{pool}(a_{m,n,k}^l), \quad \forall (m,n) \in \mathcal{R}_{ij} \tag{2-3}$$

其中,$\mathcal{R}_{ij}$ 是位置 (i,j) 的临近位置。典型的池化操作是平均池化和最大池化,如图 2-7 所示。前面几层卷积层中的卷积核主要用于检测边缘和曲线等低级特征,而较后层中的卷积核则主要用于学习抽象特征。经过堆叠卷积层和池化层,可以逐渐提取更抽象的特征。

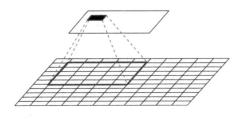

图 2-6　卷积示意图

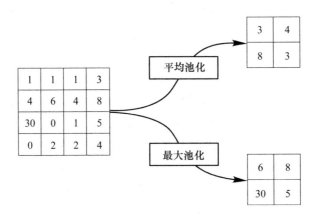

图 2-7　平均池化与最大池化示意图

若干组卷积层和池化层会有一个或多个全连接层,主要用于全局信息推理[78]。它们将前一层的所有神经元连接到当前层的每个神经元以生成全局语义信息。但是全连接层不是必需的,因为 1×1 卷积层[79]也可以起到相同作用。CNN 的最后一层是输出层。对于分类任务,通常使用 softmax 算子。也可以在网络之后使用支持向量机(support vector machine,SVM)解决分类问题。用 $\boldsymbol{\theta}$ 表示 CNN 的所有参数,如权重向量和偏置项。使用最小化在该任务上定义的适当损失函数来得到给定任务的最优化参数。假设有 N 个期望的输入输出关系 $\{(\boldsymbol{x}^{(n)}, \boldsymbol{y}^{(n)}); n \in [1, \cdots, N]\}$,其中 $\boldsymbol{x}^{(n)}$ 是第 n 个输入数据,$\boldsymbol{y}^{(n)}$ 是其对应的目标标签,$\boldsymbol{o}^{(n)}$ 是 CNN 的输出。CNN 的损失可以计算如下:

$$\mathcal{L} = \frac{1}{N} \sum_{n=1}^{N} \ell(\boldsymbol{\theta}; \boldsymbol{y}^{(n)}, \boldsymbol{o}^{(n)}) \tag{2-4}$$

训练网络是一个全局优化问题。通过最小化损失函数训练期望的参数。随机梯度下降被广泛认为是优化网络的最佳方式[80]。下面介绍一些与本章相关的 CNN 组件。

转置卷积可以看作相应传统卷积的后向传递。它也被称为反卷积[81]和分数步幅卷积。与将多个输入神经元联系在同一个神经元上的传统卷积算法相反,反卷积是将一个神经元和多个输出神经元相关联。图 2-8 显示了使用单位步长和零填充对 4×4 输入进行 3×3 卷积核的反卷积操作。反卷积的步幅也给出了输入特征图中的膨胀因子。因此,反卷积算法将先利用填充步长值对输入执行上采样,继而对上采样的输入执行卷积操作。

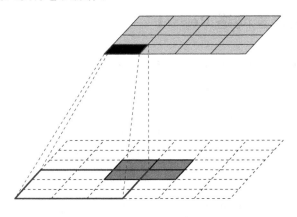

图 2-8 反卷积示意图

整流线性单元 ReLU[82] 是一种非饱和激活函数。ReLU 的定义为

$$a_{i,j,k} = \max(z_{i,j,k}, 0) \tag{2-5}$$

其中,$z_{i,j,k}$ 是激活函数在 k 通道上位置 (i,j) 的输入。ReLU 是一种分段线性函数,它通过把负值部分修剪至零而保留正值部分。ReLU 的简单 max(·) 操作使得其运算速率比 sigmoid 或 tanh 激活函数快得多,尽管不经过预训练,但却能够更高效地训练深度网络。虽然 ReLU 在零处的不连续性可能会破坏反向传播的能力,但许多工作已经表明 ReLU 比 sigmoid 和 tanh 效率高[83]。

数据归一化通常是数据预处理的首要步骤。通过全局数据归一化处理可以使整个数据转化为同时具有零均值和单位方差。但是,由于数据流经深层网络,输入在内部层中的分布会改变,这将失去对网络的学习能力和正确性。Ioffe 等人[29] 提出了一种称为批归一化(BN)的有效方式来部分解决这个现象。它使用了一种标准化过程来处理所谓的协变量偏移问题,其均值和方差的计算都是在每个小批量之后,而不是在整个训练集后面计算的。假设要归一化的层有一个 d 维输入,即 $\boldsymbol{x} = [x_1, x_2, \cdots, x_d]^{\mathrm{T}}$,首先将第 k 维归一化如下:

$$\hat{x}_k = (x_k - \mu_{\mathrm{B}}) / \sqrt{\delta_{\mathrm{B}}^2 + \varepsilon} \tag{2-6}$$

其中,μ_{B} 和 δ_{B}^2 分别是小批量的均值和方差,是一个常数值。为了增强表示能力,归一化的输入 $\hat{x}_k$ 进一步变换为

$$y_k = \mathrm{BN}_{\gamma,\beta}(x_k) = \gamma \hat{x}_k + \beta \tag{2-7}$$

其中,γ 和 β 是学习参数。与全局数据归一化相比,批归一化有很多优点。首先,

BN 减少了内部协变偏移;其次,BN 减少了梯度对参数规模或其初始值的依赖性,这对梯度在网络的流动产生了有利的影响;最后,BN 对算法进行了正则化,从而降低了对 Dropout 的需求。

2.2.2　深度残差网络 ResNet

上一节提到,CNN 的梯度消失问题可以通过批归一化来缓解,尽管成功地缓解了网络过拟合,但也给优化网络带来了困难,导致其性能比浅层网络更差[84]。较深层次的 CNN 遇到的这种优化问题被认为是退化问题,也就是说,从经验上看,当增加网络层数后,网络本应该更能提取复杂的特征,即当网络的层数很深时,理论上其可以取得更好的结果,但实际上,当网络深度增加时,网络的性能到达顶峰后便开始下降,这就是网络的退化问题。残差网络(ResNet)[9] 提出了解决方案,短路连接将输入直接传播到输出,从而带来更少的参数。对于一个卷积的堆积层结构,当输入为 x 时,其学习到的特征记为 $H(x)$,现在希望其可以学习到残差 $F(x)=H(x)-x$,这样其实原始的学习特征是 $F(x)+x$,如图 2-9 所示。使用残差块,任何较深单元的激活都可以表示为较浅单元的激活和残差函数的总和,这也意味着梯度可以直接传播到较浅的单元,当残差为 0 时,卷积层之间相当于恒等映射,保证了网络性能不会下降,残差不为 0 会使网络在原特征基础上学习到新的特征,这使得深度 ResNet 比原始映射函数更容易优化,并且能更

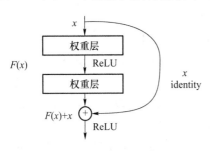

图 2-9　残差学习单元

有效地训练非常深的网络。与一般的前馈网络形成了对比,其中梯度本质上是一系列矩阵向量乘积,随着网络变得更深,这些乘积可能会消失。在最初的 ResNet 之后,He 等人[85]用实验证明了短路连接使网络更易被训练,他们还发现,加入了批归一化＋ReLU 激活函数的残差网络获得了更高的准确度。

在网络结构上,ResNet 以 VGG19 为基准模型,通过短路机制引入了残差单元,如图 2-10 所示。可以看出,不同的是,ResNet 的下采样操作是用的步幅为 2 的卷积,并且用全局平均池化层替代了全连接层。ResNet 相比于一般的 CNN 网络,每两层间增加了短路机制,形成残差学习。图 2-10 展示的 34 层的 ResNet,进行的是两层间的残差学习,网络可以继续加深,可以进行三层间的残差学习,三层卷积核分别为 1×1、3×3 和 1×1。

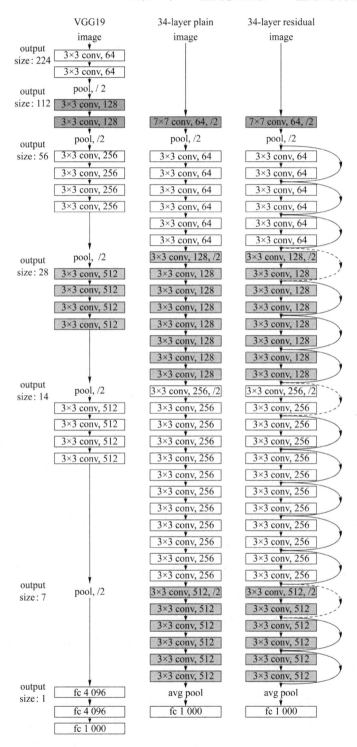

图 2-10 ResNet 的网络结构

自 ResNet 问世以来,不少研究工作以其为基础进行了拓展或者改进,例如,Wide ResNets[86] 提出减少深度并增加宽度,取得了不错的效果。通过结合 Stochastic Depth ResNets 和 Dropout, Sing 等人[87] 泛化了具有随机深度的 Dropout 和网络,可以将其视为 ResNets、Dropout ResNets 和 Stochastic Depth ResNets 的结合。ResNets in ResNets(RiR)[88] 描述了一种融合经典卷积网络和残差网络的架构,其中 RiR 的每个卷积块都包含残差单元和非残差块。ResNets (RoR)[89] 对 ResNet 架构进行了修改,它建议使用多级短路连接,而不是先前工作中使用的单级短路连接。在所有的 ResNet 相关工作中,可以看到一个非常明显的趋势,即使用短路连接来帮助训练非常深的网络。

2.2.3 语义分割网络

语义分割是图像检测任务的重要组成部分。它是对图像的像素级理解。大多数语义分割方法都要求图像中的每个像素有一个对象标签。它对每个像素进行预测。它是一种逐像素语义分割的体系结构,用于理解对象外观及其在场景中的分界线,其结果反映了一幅图像中所有对象之间的空间关系。如何进行像素标签的预测是语义分割的关键任务。其过程可以简化如下:提出一个新的结构来标记标签集 L 中的状态,给每个不同的元素一个随机选择的变量 X,标签 I 表示一个对象或类,并且彼此不同,标签集中有 k 个可能的状态。在大多数情况下,图像是 2D 图像,包含 $W \times H = N$ 像素,也可以扩展到任何维度。

语义分割因其在视觉识别中的重要作用而成为一个重要的研究方向。在使用深度学习之前,有方法使用图模型作为其求解架构,如马尔可夫或条件随机场,这些方法将图像分割成超像素,并从单个和相邻的片段中获取手工制作的特征。图模型利用图像像素信息的特征来确定相邻区域标签一致性的可能性。当 CNN 方法被用于语义分割时,CNN 方法可以自己学习数据集的特征。将 CNN 方法与语义分割结合使用是一项艰巨的任务,此时,全卷积网络(fully convolutional network,FCN)[26] 横空出世并取得了不错的成绩。

FCN 是由 Long 等人[26] 提出的,他们的工作介绍了第一个卷积网络结合语义分割的深度学习方法,如图 2-11 所示。该方法可以以端到端的方式训练数据集,得到像素到像素的结果。他们的结果比之前语义分割的最佳结果有了很大的改进。他们的主要贡献是针对语义任务提出一种具有卷积神经网络结构的新求解方法,该方法可以使输出预测与任意输入大小相对应,并获得更好的结果。首先,该文献明确了全卷积网络的概念,展示了新提出的网络的细节。其次,该文献使用了新架构训练全卷积网络,并使用训练后的网络来处理语义任务。VGG 网络被选为 FCN 中的模型。他们在训练过程中使用跳跃连接作为信息保持策略,以确保结果的准确性。跳跃连接是通过组合来自不同层次的语义信息来完成的,即深层、粗层和浅层、精细层。深层、粗层包含外观信息,浅层、精细层可以使用这些信息在细节上产生准确的结果。最后的任务是进行像素级预测,为此,他们改变了典型识别网络中全连接层的概念,在该文献中表示全连接层是 1×1 的通道,也就是网络层全部是卷积层,这也是全卷积名称的由来。这些通道是从图像中提取信息的,通过这种方式,网络可以预测任何输入大小的图片,并输出相应大小的预测图。

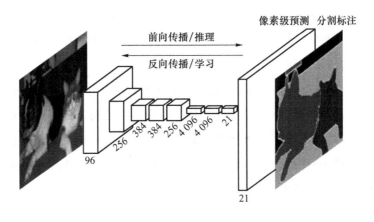

图 2-11 FCN

编码器-解码器结构网络启发于 FCN 和编码-解码模型。SegNet 是由 Badrinarayanan 等人[90]首先提出的一种编码器-解码器架构。与常见的 CNN 方法相比,它们的基本网络具有上采样层,训练过程中包含的参数较少,同时,它可以使用常见的训练策略,如端到端随机梯度下降。与编码器-解码器网络结构一样,SegNet 网络中有两部分:编码器网络和解码器网络。最终结果是从包含前网络所有信息的像素级分类层的最后一层生成的。SegNet 的设计与 FCN 相同,解码器从处理后的输入信息重建输出。SegNet 的创新点在于它使用复杂的解码器网络来重建最终图像。SegNet 的架构如图 2-12 所示。

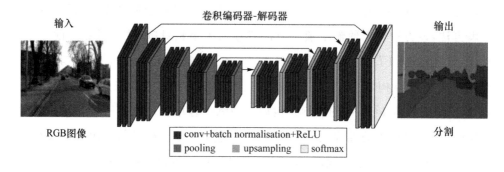

图 2-12　SegNet 的架构

U-Net 架构是目前较流行的用于医学图像分割的编码-解码结构网络。2015年,Ronneberger 等人[2]提出了 U-Net 网络结构,其适用于做医学图像的分割。U-Net 采用对称结构,可以融合不同层次之间的特征图。U-Net 由 3 部分组成:下采样、上采样和跳跃连接。左边是压缩过程,即编码器,其中使用卷积和下采样来减少特征形状并提取更浅的特征。右边是解码过程,即解码器,其中使用卷积和上采样来识别深度特征。中间将编码器中得到的特征与解码器中得到的特征通过跳跃连接进行组合,来细化特征。

U-Net 网络被提出后,在医学图像分割领域表现十分突出,许多研究均采用 U-Net 网络做医学图像分割任务,并以 U-Net 网络为结构基础提出改进方案。例如,Milletari 等人[91]提出了一种类似的架构——V-Net,它引入了残差连接并使用 3D 卷积,以处理 3D 图像。Jégou 等人[92]提出了适应 U-Net 编码器-解码器骨架的密集连接网络架构的版本等。

2.2.4　注意力机制

注意力机制(attention mechanisms)最初用于机器翻译,现已成为神经网络领域的一个重要组成部分。将注意力转移到图像最重要区域并忽略不相关部分的方法称为注意力机制;人类视觉系统使用眼睛接收信息中的一部分来辅助有效地分析和理解复杂的场景。这促使研究人员将注意力机制引入计算机视觉系统以提高其性能[93]。在视觉系统中,注意力机制可以被视为一个动态选择过程,通过根据输入的重要性对特征进行自适应加权来实现。注意力机制已经被大量应用于许多视觉任务中,如图像分类、语义分割、人脸识别、动作识别、医学图像处理等。当人

们在日常生活中看到一个场景时,会专注于判别区域,并快速处理这些区域。上述过程可以表述为

$$\text{Attention} = f(g(x), x) \qquad (2\text{-}8)$$

其中:$g(x)$ 可以表示产生注意力,这对应于关注判别区域的过程;$f(g(x), x)$ 表示基于注意力 $g(x)$ 处理输入 x,这与处理关键区域和获取信息是一致的。

目前,在医学图像分割领域,注意力机制被大量应用。Wang 等人[94] 提出了一种具有深层注意力特征(DAF)的深层神经网络,充分利用 CNN 不同层中编码的互补信息,DAF 利用注意力机制选择性地利用从不同层集成的多级特征来细化每个单独层的特征,从而抑制 CNN 浅层的噪声,并在深层增加更多的图像细节。DAF 模块首先利用单层特征和多层特征作为输入生成精确的特征图,然后从每一层的深层注意特征中获得分割图。ASDNet[95] 是基于注意力机制的半监督深度学习网络,包含一种基于区域注意的半监督学习策略,在训练中使用了未标注的数据,同时采用样本关注机制来改善网络训练过程。Attention U-Net[96] 针对腹部 CT 胰腺分割,提出带有软注意力机制的 U-Net,利用注意力机制,将注意力集中到有意义的显著特征上,抑制不相关区域,实现端到端的分割。模型在解码器部分使用注意力门控,该模块生成一个门控信号,该信号用来控制不同空间位置处特征的重要性。还有文献[97] 提出了一个 RR(recombination and recalibration) Block,用于对卷积网络中的特征图进行重组(recombination)与校准(recalibration),目的是抑制那些信息量少的特征图。在重组中,首先进行线性扩展,然后压缩以混合信息,而不是仅减少特征图数量。校准模块是改进的 SE 模块,用空洞卷积代替全局平均池化,对整个特征图做权重分配。

2.3　方　　法

2.3.1　基于模态融合和形状学习的前列腺癌分割算法

本节将对针对前列腺癌的分割模型进行详细的设计与分析,并且在公开数据集上比较算法与现有方法的性能,用消融实验和对比实验证明算法的设计选择。

在对前列腺癌的辅助检测与诊断中,在磁共振图像中将前列腺癌病灶定位或分割出来是关键的一步。深度学习网络在近几年的医学图像器官分割或癌灶分割中得到了广泛的应用。但与基于深度学习的前列腺器官分割或其他类型的病变分割相比,基于深度学习的前列腺癌病灶分割的相关研究较少。首先,本章使用 PI-RADS 2.0(标准化 PCa 报告系统)推荐用于前列腺癌检测和诊断的两种模态图像,即 T2w 模态与 ADC 模态图像进行病灶分割。如何从这两种模态图像中挖掘和整合有价值的信息是极其重要的,病变在各种成像方式上显示出不同的大小或形状并且两种模态的图像有着不同的噪声水平。其次,在解读前列腺 MR 图像时,放射科医生根据 T2w 影像中病变的形状和边界信息来区分肿瘤和增生。这些信息不能被主流的基于深度学习的语义分割方法有效利用,因为一般的分割模型将分割问题建模为像素级别的分类问题。

现有的前列腺癌分割方法大多未处理和利用不同模态前列腺 MR 图像中癌灶的不同特点。这些方法不是有选择地、理性地融合不同的模态信息,而是平等地处理所有模态,或者仅仅依赖一个模态。此外,这些方法也缺乏利用前列腺癌的形状或边缘特征来帮助医生区分良性组织和肿瘤,以减少可能出现的假阳性。

针对上述挑战,本章提出了一种基于模态融合和形状学习的前列腺癌分割算法(modality fusion and shape learning based cascaded network,MFSL-Net),它是端到端的级联网络结构,结合了两个阶段:模态融合网络和形状学习网络,用于前列腺癌病灶分割。

首先,本章提出的模态融合网络利用了两种模态空间上与特征之间的相关性,在特征通道和空间两个维度上引入了注意力机制。通过空间注意力机制来提取敏感度较高的 T2w 模态对 ADC 模态的空间维度的指导信息,并通过通道注意力机制分别在两个模态流的特定通道层面上增强表征,以提升网络模型对不同模态图像的特征提取和特征选择能力。进一步地,对 T2w 模态另外设计了一个带有边缘检测分支与上下文模块的多任务学习网络——形状学习网络。在分割任务中加入边缘检测任务,使医学图像中的形状结构信息在被融合的各类信息中更好地被学习并识别;加入上下文模块使语义分割任务与边缘检测任务更好地在算法中融合,并使高分辨率的语义信息得到充分保留。

为了结合这两个算法,本章使用模型级联策略,其最近被广泛用于医学图像识别任务中并表现出了优异的性能,可实现端到端的网络训练。在两阶段级联架构中,第一阶段网络是模态融合网络,第二阶段网络是形状学习网络,两个网络都是编码器-解码器网络,第一阶段的模态融合网络以 T2w 模态和 ADC 模态图像为输入,输出第一阶段的预测图。第一阶段的预测图作为有指导作用的权重图与 T2w 模态图像一起作为第二阶段形状学习网络的输入,输出最终的分割结果。为了适应网络的多任务学习要求,本章提出一种混合损失函数对其进行训练。

本节的主要贡献有以下 3 个方面。

① 设计了一个两阶段级联网络,用于多模态磁共振图像的前列腺癌检测。算法在深度学习网络设计上考虑了前列腺磁共振成像的特点,考虑如何合理融合多模态信息与边缘形状特点,并设计了一种混合损失函数完成端到端的训练。

② 分别设计了前列腺癌的辅助检测算法的两个阶段:模态融合网络和形状学习网络,两者都是编码器-解码器结构。本章将二维注意力机制引入模态融合网络,实现模态间的信息监督和交互融合,将边缘检测分支和上下文模块引入形状学习网络,以更好地利用 MR 图像中病灶的形状和边缘信息。

③ 用消融实验和对比实验证明了算法的设计选择,在公开数据集上比较了它与现有方法的性能。实验结果表明,本章所提方法的 Dice 分数提高了 3.6,证实了本章算法的有效性。

本章中基于模态融合和形状学习的前列腺癌分割算法级联了两个编码器-解码器网络,即上述的模态融合网络和形状学习网络,第一阶段的模态融合网络完成充分利用和结合两个模态信息的任务,第二阶段的形状学习网络是对边界较为清晰的 T2w 模态另外设计的一个带有边缘检测分支与上下文融合模块的多任务学习网络,以使形状信息在被融合的各类信息中更好地被学习并识别。为了避免级联两个网络导致可训练参数过多而造成的过拟合,MFSL-Net 在两阶段网络设计中,相比于 U-Net,所有卷积核数减半,即从 32 到 512。第一阶段的模态融合网络以 T2w 模态和 ADC 模态图像为输入,输出第一阶段的预测图。第一阶段的预测图作为有指导作用的权重图与 T2w 模态图像作为第二阶段形状学习网络的输入,输出最终的分割结果。如图 2-13 所示,损失函数 L_{FT1} 和 L_{FT2} 分别用于训练模态融合网络和形状学习网络的语义分割任务。L_{edge} 是监督边缘检测任务的损失函数,用于形状学习网络的边缘检测任务。

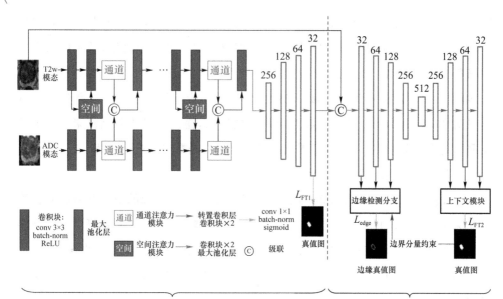

图 2-13　基于模态融合和形状学习的前列腺癌分割算法

彩图 2-13

1. 模态融合算法

本章使用两种磁共振序列模态的图像,具体而言,PI-RADS 2.0
(标准化 PCa 报告系统)指出,反映前列腺解剖结构的 T2w 可以帮助医生找到可疑病变轮廓,而 ADC 帮助医生了解前列腺癌的侵袭性,这两个模态是常用于前列腺癌的检测和诊断的优势序列。因此本章使用 ADC 和 T2w 两种模态图像来进行前列腺癌的分割。但是如何融合两个模态的信息是有挑战性的,病变在各种成像方式上显示出不同的大小或形状。相对而言,本章使用的数据集中的 ADC 图像质量比较低,并且噪声多,癌灶区域可能没有被增强,而 T2w 模态具有较高的灵敏度和较低的特异性,即与癌灶无关的区域(如脏器、腺体组织等)也被增强了。对两个模态的图像进行直接级联的操作或进行像素级的融合,最终的输出可能会受到噪声信号和无关信号影响。所以,需要网络合理融合两个成像模态的信息。

基于卷积神经网络的多模态图像融合可以通过早期融合、后期融合和多层融合来实现。早期融合发生在输入阶段或网络的前几层,当使用的不同的模态图像所表达的信息之间存在着复杂的关联时,早期融合可能并不会实现理想的信息补偿。后期融合是指高层次抽象特征的融合,此时一般采用多流网络,不同模态的图像输入不同的网络流。多层融合是目前比较有效的方式。而针对前列腺癌检测的多模态融合方法通常平等地对待每个模态。

本章的多模态融合算法研究了(多)模态空间上与特征之间的相关性,提升了网络模型对不同模态的特征提取和选择能力。本章在编码器部分的网络中的每一层引入空间注意力机制与通道注意力机制,首先从较为敏感的 T2w 模态中提取空间位置上的监督信息,并利用该指导信息使网络意识到在 ADC 模态中哪里是信息量最大的部分,同时也加强了 T2w 本身的空间特征表达能力。然后利用通道注意力机制使两个模态流聚焦在有意义的输入特征上,在每一层使用级联的方式来融合两个模态的特征并将其传递到下一层。

(1) 算法概要

双流的模态融合网络基于编码器-解码器结构,为了适应两个模态的输入,本章将编码器路径变为两条,两个解码器路径分别将 T2w 模态图像与 ADC 模态图像作为输入,而不是将两个模态的图像直接级联作为输入或是在网络第一层进行像素级融合,早期的融合很难提取不同模态的特定特征以进行更好的定位和分割。本章使用多层融合策略,在两个编码器分支的每一个网络块底层进行级联以进行特征级融合。在网络中,编码器的每个块都包含两个卷积层和一个最大池化层。在 T2w 模态编码器路径上,在卷积块中引入空间注意力机制来提取 T2w 模态的空间注意力图,使其作为 ADC 模态编码器路径的空间维度的指导信息,同时增强 T2w 模态与 ADC 模态特定区域的表征。通过通道注意力模块分别在两个模态流的特定通道层面上增强表征,以提升网络对不同模态特征的提取和选择能力。模态融合网络如图 2-14 所示。

(2) 网络基本模块

本章的模态融合网络基于编码器-解码器结构。编码器网络部分与传统的卷积神经网络具有一些相同的基本组件,包括卷积层、ReLU 激活函数、批归一化(batch-norm)层和池化层。

在每一个编码器网络的每一个网络层都包含两个卷积块,每一个卷积块都包含卷积层、批归一化层和 ReLU 激活函数。卷积层由一组二维矩阵滤波器组成,本章的模态融合网络使用的滤波器大多为 3×3 的滤波器,卷积操作可以表示为

$$y_j = \sum_{i \in M_j} x_i * k_{ij} + b_j \tag{2-9}$$

其中,x_i 是第 i 通道的输入特征图,y_j 是第 j 通道的输出特征图,k 为卷积核,b 是偏置项,M_j 是通道的集合,用于计算第 j 通道的输出特征映射。批归一化层是一

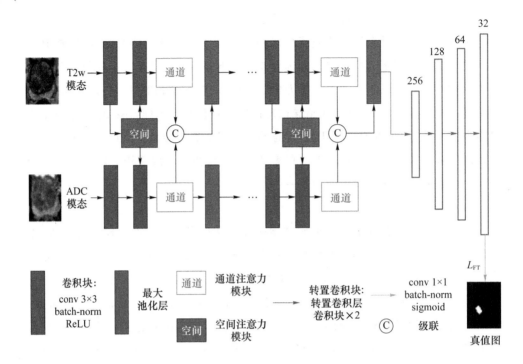

图 2-14 模态融合网络

彩图 2-14

种特征归一化技术,作为一个可训练的过程插入深度学习网络结构中。批归一化的目的是减少内部协变移位,其中特征的分布经常在训练迭代中不断变化,在这种情况下,卷积层中的参数必须不断更新以适应分布变化,增加了训练难度。批归一化首先将特征归一化到一个固定的分布,平均值为 0,标准差为 1,然后调整特征到训练过程中学习到的理想分布。批归一化的过程表示为

$$\mu = \frac{1}{N_{\text{batch}}} \sum_{n=1}^{N_{\text{batch}}} x_n \tag{2-10}$$

$$\sigma^2 = \frac{1}{N_{\text{batch}}} \sum_{n=1}^{N_{\text{batch}}} (x_n - \mu)^2 \tag{2-11}$$

$$\hat{x}_n = \frac{x_n - \mu}{\sqrt{\sigma^2 + \varepsilon}} \tag{2-12}$$

$$y_n = \gamma \hat{x}_n + \beta \tag{2-13}$$

其中:x_n 和 y_n 分别表示第 n 个样本在一个小批量中的输入和输出特征;γ 和 β 是两个可训练的参数,用来扩展和转移分布;ε 是一个常数,接近于零。激活函数是神经网络的重要组成部分,用于非线性转换。目前已有多种激活函数,包括 sigmoid、 tanh 和 ReLU。ReLU 激活函数因其能够有效地防止梯度消失而十分流行,因为 ReLU 激活函数的导数或者为 1,或者为 0,有助于保持特征在层间流动时的范围不变。ReLU 激活函数表示为

$$y = \max(x, 0) \tag{2-14}$$

其中,x、y 分别为 ReLU 激活函数的输入、输出。池化层在卷积块之后引入网络,主要是为了简化从卷积层输出的特征信息。池化分为平均池化和最大池化,在本章网络中池化为最大池化,取前一网络层的 2×2 区域里的最大值作为对应池化层的值。

在解码器网络部分,本章使用转置卷积来还原输入。转置卷积,也叫反卷积,在深度学习中是卷积的一个逆向过程,根据卷积核的大小与输出的大小,恢复卷积前的图像尺寸,达到输出原图像尺寸分割结果图的目的。

（3）空间注意力模块

本章通过空间注意力模块对灵敏度相对较高的 T2w 模态的编码器路径获得空间注意力图,不仅是为了增强 T2w 模态本身的特定区域的表征,也是为了让注意力图对 ADC 模态编码器的路径在空间维度上提供指导信息。为了得到空间注意力图,需要在输入特征图的通道维度方向上进行压缩,本章的压缩方法是首先沿着通道轴同时应用平均池化和最大池化操作,然后将它们联结起来生成一个有效的特征权重,最后使用卷积核尺寸为 3×3 的卷积层对其进行卷积操作。为了给网络带来非线性关系,对于卷积后生成的特征图,使用具有与自适应滤波器相似作用的 sigmoid 激活函数,生成一个 2D 的空间注意力图 $M_s(F)$,其相当于一个空间维度上的权重图,对具有有效信息、需要关注的位置进行编码。

在编码器路径的每一层中,空间注意力模块的输入是由 T2w 编码器路径的第一个卷积块得到的特征图 $F_{T2w}^1 \in R^{H \times W \times C}$。该模块的输出是一个空间注意力图 $M_s^{T2w}(F_{T2w}^1) \in R^{H \times W \times 1}$,空间注意力图通过以下方式计算:

$$M_s(\cdot) = \sigma(C([P_{avg}(\cdot); P_{max}(\cdot)]); \theta) \tag{2-15}$$

其中,P_{avg} 和 P_{max} 分别表示应用于输入特征图通道轴的平均池化和最大池化操作,σ 表示 sigmoid 函数,$C(\cdot)$ 表示卷积运算。空间注意力图作用于由 T2w 流和 ADC 流的第二个卷积块输出的特征图 F_{T2w}^2 和 F_{ADC}^2。计算过程可以描述为

$$F_{T2w}^* = M_s^{T2w}(F_{T2w}^1) \otimes F_{T2w}^2 \tag{2-16}$$

$$F_{ADC}^* = M_s^{T2w}(F_{T2w}^1) \otimes F_{ADC}^2 \tag{2-17}$$

其中,$\otimes$ 表示逐像素乘积,F_{T2w}^* 和 F_{ADC}^* 是特征图经空间注意力图改善后的输出。

（4）通道注意力模块

通道注意力模块与空间注意力模块类似,只不过它是在通道维度上,建模的是

特征通道之间的相互关系,在网络训练中首先自动地学习每个特征通道的信息有效性或者说重要程度,然后依照获得的特征通道的权重去加强与任务相关的有效的特征并抑制无意义的特征。通道注意力图分别从两个编码路径得到并作用于两个模态。为了获得 1D 的通道维度上的权重,必须对输入特征图在空间维度上进行压缩,与空间注意力模块使用的方法一样,在本章中平均池化和最大池化是同时采用的。在得到两个池化后 $1\times1\times C$ 的特征图后,分别将它们输入两层的全连接层,并使用 ReLU 激活函数。通道注意力图通过以下方式计算:

$$M_c(\cdot)=\sigma_1(\sigma_2(D_2(D_1(P_{avg}(\cdot));\theta_1);\theta_2)+\sigma_2(D_2(D_1(P_{max}(\cdot));\theta_1);\theta_2))$$

$$(2\text{-}18)$$

其中,$P_{avg}(\cdot)$ 和 $P_{max}(\cdot)$ 分别表示平均池化和最大池化操作,σ_1 表示 sigmoid 函数,σ_2 表示 ReLU 函数,$D(\cdot)$ 表示全连接运算。通道注意力图分别作用于特征图 F_{T2w}^* 和 F_{ADC}^*,获得的两个结果联结在一起作为下一个编码器阶段的输入。计算过程可以描述为

$$F_{T2w}^{**}=M_c^{T2w}(F_{T2w}^*)\otimes F_{T2w}^* \qquad (2\text{-}19)$$

$$F_{ADC}^{**}=M_c^{ADC}(F_{T2w}^*)\otimes F_{ADC}^* \qquad (2\text{-}20)$$

其中,$\otimes$ 表示逐像素乘积,F_{T2w}^{**} 和 F_{ADC}^{**} 是特征图经通道注意力图改善后的输出。

2. 形状学习算法

本章对 T2w 模态另外设计并实现了一个带有边缘检测分支与上下文融合模块的多任务学习网络。近年来针对自然图像或医学图像分割的研究通过多任务学习,利用边缘检测提升了语义分割性能,在分割过程中,边缘信息提供了有用的细粒度约束可用来指导特征提取。另外,在做分割任务时,网络学习的是像素级别的分割,但是医学图像中的重要概念——医学图像中的结构性,如边界、形状等被网络忽视,而在解读前列腺 MR 图像时,放射科医生常根据 T2w 影像中病变的形状和边界信息来区分肿瘤和增生。加入边缘检测分支的网络可使形状信息在被融合的各类信息中更好地被学习并识别。与其他工作不同的是,本章提出的网络加入了上下文模块,旨在将语义分割和边缘检测两个任务融合,使共享的潜在语义在两个任务之间交互,并使高分辨的语义信息、结构信息得到充分保留。

(1) 算法概要

如图 2-15 所示,形状学习网络的基本架构基于 U-Net,U-Net 是经典的编码器-解码器结构,本章分别在编码器网络部分和解码器网络部分引入了两个新的模块:①边缘检测分支,该模块可以在各种类型的信息融合中使网络更好地学习和识

别形状信息;②上下文模块,该模块可以融合语义分割任务和边缘检测任务,保留高分辨率的语义信息和形状信息。同时本章引入高频边界分量约束,利用语义掩码的外轮廓抑制非语义边界。为了让网络提取的高级特征包含足够的高分辨率边缘信息,边缘检测分支的输入只包含编码器网络前 3 个层的输出,旨在通过边缘学习得到形状信息,包含金字塔卷积的上下文模块在多尺度上融合两个分支输出的特征图,输入分别是边缘分支残差块的输出、解码器后 3 层的输出与前一金字塔卷积上下文模块的输出。

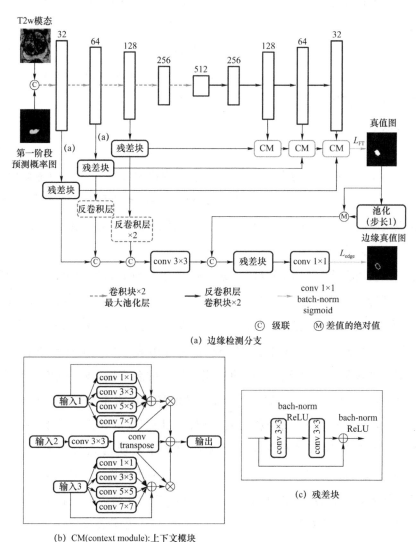

图 2-15　形状学习网络

（2）边缘检测分支

边缘检测分支包含一系列残差块，一个残差块由两个批归一化层、两个 ReLU 激活函数层、两个卷积层和一个短路机制组成。短路机制实现了当残差为零时，恒等映射可以维持网络性能不退化，而残差不为零时，网络便可以获得新特征，从而使网络性能更好。边缘检测 3 个输入路径的输入分别为前 3 个层的卷积块的输出，以让网络提取的高级特征包含足够的高分辨率边缘信息，后两个残差块的输出需要进行反卷积操作以其他残差块连接，与第二层编码器网络部分连接的反卷积操作使图像尺寸还原为原始图像尺寸，与第三层编码器网络部分连接的反卷积操作需要进行两次，以使图像尺寸还原为原始图像尺寸，并且将第一个残差块与后两个反卷积后的输出联结，以更好地保留浅层的高分辨率的语义信息。边缘检测任务使用边缘真值图训练，并且本章利用语义掩码的外轮廓来约束语义分割，其计算过程可以描述为

$$\nabla M(x, y) = \left| M(x, y) - \text{pool}_k(M(x, y)) \right| \tag{2-21}$$

其中：$\nabla M(x, y)$ 表示语义分割预测的掩码与其均值滤波图的差值的绝对值，即高频的边界分量；pool_k 是核大小为 k 的均值池化。将高频边界分量与边缘分支最后一个卷积块联结，以进行边缘学习，有助于语义边界检测任务抑制非语义边界。

（3）上下文模块

上下文模块在多尺度上融合两个分支输出的特征图，最后输出语义分割图，两个分支分别为边缘分割分支和语义分割分支，上下文模块结合了两个分支的特征图，编码更多的上下文信息，使得编码器在边缘分支学习到的边缘特征和形状信息充分地被语义分割任务利用，使语义分割任务与语义边缘检测任务耦合，相互促进。上下文模块是一个由不同尺度的卷积核构成的金字塔，每一层的核包含不同的空间尺寸，自上而下提升，确保了针对边缘信息和语义信息的多尺度特征的提取，增加了实际的感受野。每个模块对高层次或同层次的解码器模块特征图输入与边缘模块特征图输入进行金字塔卷积以提取多尺度信息与上下文信息。如图 2-15（b）所示，输入 1 和输入 3 分别为同层次的解码器模块特征图输入与边缘模块特征图输入，因为同层次的解码器模块特征图输入和边缘模块特征图输入为同一图像尺寸，所以无须对其进行上采样或反卷积，输入 2 为高层次的解码器模块特征图输入，需要对其反卷积操作以还原图像尺寸。多尺度特征通过与原特征进行像素级加法并分别与上一层模块和边缘分支的多尺度特征进行像素级乘法，最终

输出特征图。解码器分支和边缘分支的特征图首先进行像素级乘法并与解码器分支的特征图相加,然后与上采样后的上一层模块相连接,以完成语义分割任务和边缘检测任务的融合。

3. 损失函数

由于级联两阶段网络是一种多任务学习网络,本章使用混合损失函数对其进行训练:

$$L_{total} = \lambda_1 L_{FT1} + \lambda_2 L_{FT2} + \lambda_3 L_{edge} \tag{2-22}$$

其中,λ_1、λ_2、λ_3 是控制损失函数权重的超参数,L_{FT1} 和 L_{FT2} 均为 Focal Tversky loss[98],分别用于训练模态融合网络和形状学习网络的语义分割网络。医学影像中存在很多的数据不平衡现象,本章中的癌灶部分与良性组织部分相比也是占比极低的,大部分体素都是阴性,表现出严重的数据不平衡,为训练带来了困难,并且使用不平衡数据进行训练会导致预测使结果严重偏向高精度,但是召回率或灵敏度很低。本章使用 Focal Tversky Loss 缓解数据不平衡问题:

$$L_{FT} = (1 - T(\alpha,\beta))^{\frac{1}{\gamma}} \tag{2-23}$$

$$T(\alpha,\beta) = \frac{\sum\limits_{i=1}^{N} p_{0i}g_{0i}}{\sum\limits_{i=1}^{N} p_{0i}g_{0i} + \alpha\sum\limits_{i=1}^{N} p_{0i}g_{1i} + \beta\sum\limits_{i=1}^{N} p_{1i}g_{0i}} \tag{2-24}$$

其中:p_{0i} 是第 i 个体素是癌灶的概率,p_{1i} 是第 i 个体素不是癌灶的概率;g_{0i} 是 1 代表癌灶体素,是 0 代表非癌灶体素,g_{1i} 反之亦然。通过调整超参数 α 和 β,可以控制假阳性(false positives)和假阴性(false negatives)之间的权衡。在 α 和 β 都为 0.5 时,Tversky 函数与 Dice 分数相同。Focal Tversky Loss 应用了基于 Tversky Loss[99] 的 Focal Loss 思想,可调整 γ 系数学习困难样本,自适应控制每个体素的权重。

L_{edge} 是监督边缘检测任务的混合损失函数,其计算公式为

$$L_{edge} = L_{SS} + L_{FT} \tag{2-25}$$

$$L_{SS} = 1 - w * sensitivity + (1-w) * specificity \tag{2-26}$$

$$sensitivity = TP/(TP+FN) \tag{2-27}$$

$$specificity = TN/(TN+FP) \tag{2-28}$$

L_{edge} 使用 Sensitivity-Specificity Loss 来避免大量的假阳性体素,L_{FT} 用来控制假阳

性和假阴性之间的平衡。其中：TP 代表 true positives，为真阳性的样本数量；TN 代表 true negatives，为真阴性的样本数量；FP 代表 false positives，为假阳性的样本数量；FN 代表 false negatives，为假阴性的样本数量；w 控制灵敏度和特异性的平衡。

2.3.2 基于软阈值化的前列腺癌分级算法

本节将针对前列腺癌分级模型的设计与分析进行描述，并且在公开数据集上比较本节所提算法与其他算法的性能，用消融实验和对比实验证明算法的设计选择。

前列腺癌依据它的演化特点分为惰性癌和临床显著性癌。大部分前列腺癌症患者被诊断出的是惰性癌，惰性癌有生长缓慢、致命性低的特点，而临床显著性癌会迅速地从前列腺扩散到身体的其他部位，有较高的致死率，需要及时地进行治疗。多模态的磁共振成像能为前列腺癌的分级诊断提供帮助，方便医生制订后续的诊疗方案。目前已有深度学习算法在乳腺癌和肺癌等病灶分级任务中取得了良好的效果。有研究证明，当有足够的数据量时，相比于传统人工设计特征，深度学习能够发挥更大的作用。但是，基于深度学习的前列腺癌磁共振成像诊断分级算法的相关研究仍有很大的空间。

由于采集设备的特性，MR 图像通常存在严重的噪声，也就代表着 MR 图像中包含着某些与癌灶分级任务无关的、无意义的信息或特征，这些信息也可以称为噪声，会对癌灶分级算法的效果产生抑制作用。软阈值化是许多信号降噪算法中的一个重要环节，一般来说，其原理是首先将原始信号转换为一个近零数字，也就是不重要的域，然后采用软阈值法将近零特征转换为零。这需要一种滤波器，对于有用的信息加强其特征权重，抑制噪声并使其特征权重趋于零。然而，设计这样的滤波器需要很多经验以及专业知识，这让其成为一个具有挑战性的问题。深度学习可以使用梯度下降算法自动学习过滤器，而不是人工设计过滤器。因此，将软阈值和深度学习相融合是一种值得尝试的方法，帮助网络识别并抑制噪声信息。本节将引入软阈值化模块用于 2D 图像的噪声冗余信息剔除，以获得更准确的分级结果。

本节基于 ResNet 网络搭建深度学习网络，使用多模态磁共振图像进行前列腺临床显著性癌与惰性癌的分级诊断。使用优化的输入模块与下采样模块提升

ResNet 网络效果,并引入软阈值化模块,将软阈值作为非线性变换层插入残差块中,以消除与分级信息无关的冗余信息,阈值通过深度学习网络自适应地确定。本节通过消融实验比较了不同网络结构对模型的影响,并进行对比实验将本章算法与其他深度学习算法做了比较。

1. 算法基础架构

ResNet[9]是近年来出现的一种有重要意义的深度学习网络,ResNet 缓解了深度网络出现的退化问题,当网络的深度增加时,也就是卷积层数量增加时,网络性能达到顶峰后便开始下降。针对这个问题,ResNet 网络以 VGG19 网络为基准模型,改造了网络结构,提出了短路机制,引入了残差单元,残差思想就是缓解退化问题的关键。

ResNet 网络由 1 个输入层、4 个卷积模块和 1 个最终输出层组成。在原 ResNet 网络架构中,输入层首先包含一个 7×7 的卷积块,步幅为 2,然后是一个 3×3 的最大池化层,步幅为 2。输入模块缩短为输入宽度和高度的 1/4,并增加其通道数为 64。从第二个卷积层模块开始,每一个卷积层模块都有一个下采样块和两个残差块。下采样模块中有左路径和右路径。左路径中包含 3 次卷积,其卷积核大小分别为 1×1、3×3 和 1×1。右路径使用一个步幅为 2 的 1×1 卷积将输入特征图的尺寸转换成左路径的输出特征图尺寸,尺寸相同可以实现两条路径的输出的相加操作,以便最后输出特征图。

残差块是解决退化问题的核心,也是优于其他深度卷积神经网络的关键。一个残差块由两个批归一化层、两个 ReLU 激活函数层、两个卷积层和一个短路机制组成。短路机制实现了当残差为零时,恒等映射可以维持网络性能不退化,而残差不为零时,网络便可以获得新特征,继而使网络效果更好。在一般的卷积神经网络中,交叉熵损失的梯度逐层反向传播,通过使用短路机制,梯度可以有效地流向更靠近输入层的前几层,从而可以更有效地更新参数。

图 2-16 所示为本节在 ResNet 中融合了软阈值模块和优化了输入模块与下采样模块后分级算法的总体架构。该架构由输入模块、若干卷积层模块(包含残差块与软阈值模块)、输出模块组成,在本章的网络架构中,每一个卷积层模块的卷积核数量由 16 递增到 512,增加输出特征图的通道数量的目的是便于将不同的特征整合为判别特征。同时,为了适应本章两种模态的输入,分别有两个输入层,并在第一个卷积层模块前进行联结作为一个输入,在每一个残差块中插入软阈值单元作为非线性变换层,以有效地消除噪声相关的特征。

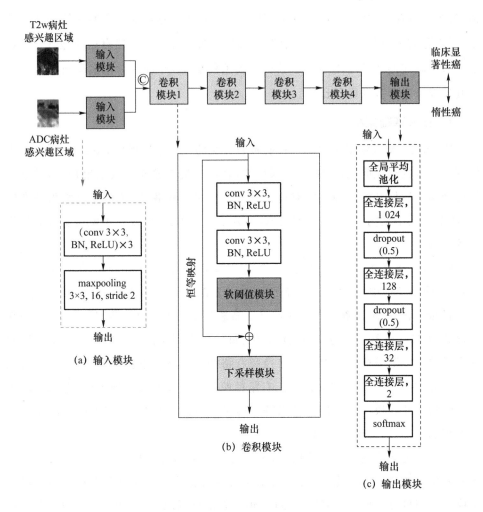

图 2-16　基于软阈值化的分级算法的总体架构

2. 输入模块

针对两个模态的输入，本节的网络架构有两个输入模块，并对原本 ResNet 的输入模块做了一定的改进，原输入模块如图 2-17（a）所示，改进后输入模块如图 2-17(b)所示，本节算法将 7×7 的卷积层替换为 3 个 3×3 的卷积层，此种优化最初是在 Inception-v2[100] 中提出的，此后多种网络如 SENet[30] 和 PSPNet[101] 也应用了这种替换。卷积的计算代价是卷积核宽度或高度的二次方，一个图像或特征图通过一个 7×7 的卷积核以后，输出的特征图的尺寸和通过 3 个 3×3 卷积核以后的输出是相同的，所以这种调整是可行的并且节约计算资源。输入模块卷积核的数量是 16，并使用步幅为 2 的最大池化。

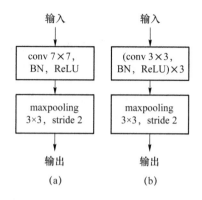

图 2-17 输入模块

3. 下采样模块

本节的下采样模块没有使用原始 ResNet 的下采样模块,在原始 ResNet 的 Torch 实现中,ResNet 的下采样模块被调整优化,并且被多个工作采用[30,102]。如图 2-18(a)所示,左路径的第一个卷积层使用的核大小为 1×1,步幅为 2,没有处理四分之三的输入特征图,造成信息遗漏丢失。在新的下采样块中,交换了路径 A 中前两个卷积的步长大小,也就是将下采样操作放在 3×3 卷积层,卷积核尺寸更大,也就没有信息被丢失,并且左路径的输出形状保持不变。同样,下采样模块右路径中的 1×1 卷积也没有处理四分之三的输入特征图,为了不遗漏任何信息,在卷积前增加一个步长为 2 的 2×2 平均池化层,并将卷积层的步长改为 1。

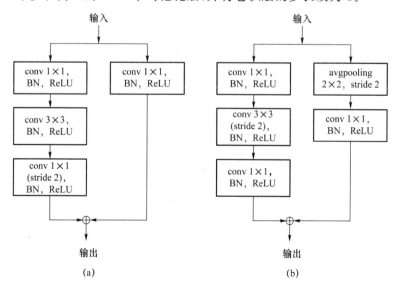

图 2-18 下采样模块

4. 软阈值模块

软阈值化方法作为信号去噪的关键步骤,可以将有用的信息转化为非常正或非常负的特征,将噪声信息转化为接近于零的特征。这种过滤器可以在深度学习网络中使用梯度下降算法自动学习,软阈值化的作用可以表示为

$$y=\begin{cases} x-\tau, & x>\tau \\ 0, & -\tau \leqslant x \leqslant \tau \\ x+\tau, & x<-\tau \end{cases} \qquad (3\text{-}29)$$

其中,x 为输入特征,y 为输出特征,τ 为阈值,为正参数。软阈值将接近于零的特征转换为零,而不是将 ReLU 激活函数中的负面特征变为零,负面特征也可以被网络利用。

软阈值处理函数及其导数如图 2-19 和图 2-20 所示。可以看到,输出对输入的导数或者为 1,或者为 0,可以缓解梯度消失和爆炸。其导数可以表示为

$$\frac{\partial y}{\partial x}=\begin{cases} 1, & x>\tau \\ 0, & -\tau \leqslant x \leqslant \tau \\ 1, & x<-\tau \end{cases} \qquad (3\text{-}30)$$

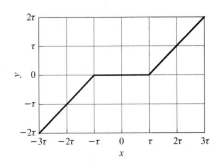

图 2-19　软阈值处理函数

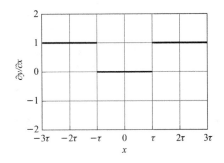

图 2-20　软阈值处理函数的导数

在本章网络中,软阈值模块作为非线性转换层插入残差块中,使用软阈值去除噪声特征与信息,并且阈值的取值可以在网络训练中自动学习。如图 2-21 所示,在软阈值模块中,对于残差块中的卷积层的特征图输出,首先计算出它的绝对值,然后应用全局平均池化来得到一维向量。将一维向量输入两层全连接层,输出得到一个缩放参数,其用处是将绝对值低于某个阈值的特征设置为零,将其他的特征也进行趋于零的调整,对全连接层网络的输出应用 sigmoid 函数,使缩放参数缩放到 0 到 1 的范围,可以表示为

$$\alpha = \frac{1}{1 + e^{-z}} \tag{2-31}$$

其中,z 为全连接网络的输出,α 为相应的缩放参数。将缩放参数 α 与特征图 x 的绝对值的全局平均值相乘,得到阈值,避免了软阈值的阈值太大,如果阈值大于特征图的最大绝对值,则软阈值的输出为零。软阈值模块中使用的阈值可以表示为

$$\tau = \alpha \cdot \underset{i,j,c}{\text{average}} |x_{i,j,c}| \tag{2-32}$$

其中,τ 为阈值,i、j、c 分别为特征图 x 的宽度、高度、通道数。在本节的总体架构中,每一卷积层模块中都设置了软阈值模块,以学习判别特征,并将软阈值作为收缩函数来消除噪声相关的信息。

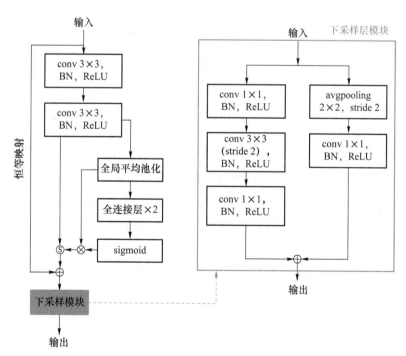

图 2-21 软阈值模块

5. 输出模块

输出模块如图 2-22 所示,包含了一层全局平均池化层、两层 dropout 层、四层全连接层,在最后的全连接层含有两个神经元,并以 softmax 为激活函数。

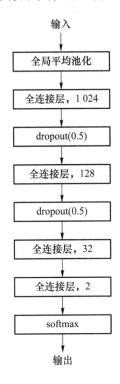

图 2-22　输出模块

在进行卷积操作之后,使用全连接层,生成全局语义信息,以完成最后的分类任务。本章在两层全连接层后分别进行了 dropout 操作,dropout 操作是为了避免过拟合,主要思想是将神经元以某概率丢弃,丢弃是发生在网络训练时的,本节设置的 dropout 概率为 50%。而在本节的输出模块中,在全连接层之前采用全局平均池化操作,此操作是对特征图的每个通道计算平均值,使得全连接输出层使用的权重的数量减少,同样减小过拟合的可能性。

softmax 激活函数是网络的输出层,将一个数值向量归一化为一个概率分布向量,使网络可以输出最后的分类结果,在本章中是输出两个癌灶级别,即临床显著性或惰性。

6. 损失函数

训练中使用二元交叉熵作为损失函数,为了计算交叉熵误差,必须应用

softmax 函数来将特征强制约束到 $(0,1)$ 的范围内，softmax 函数可以表示为

$$y_j = \frac{e^{x_j}}{\sum\limits_{i=1}^{N_{class}} e^{x_i}} \tag{2-33}$$

其中，x 和 y 分别为函数的输入特征图和输出特征图；i、j 为输出层第 i、j 类神经元；N_{class} 是类别的数量。y_j 可以代表属于 j 类的结果的预测概率。交叉熵损失可以表示为

$$E = -\sum\limits_{j=1}^{N_{class}} t_j \log y_j \tag{2-34}$$

其中，t 是目标函数输出，t_j 是属于 j 类结果的实际概率。本节使用梯度下降算法对参数进行优化。

2.4　实　验　分　析

2.4.1　基于模态融合和形状学习的前列腺癌分割算法实验结果分析

本章实现了上述算法，并对其进行了消融实验和对比实验。消融实验分别评估了每个模块的性能贡献，并证明了本章的设计选择。对比实验比较了算法与目前先进的分割方法的性能。

1. 数据预处理

本节的实验评估使用了 PROSTATEx 数据集[50,103]。PROSTATEx 包含 998 张前列腺磁共振图像，本章选择使用 T2w 和 ADC 两种模态进行前列腺癌症检测，随机选取其中的 75% 用于训练，其他用于测试，在训练时随机选择 15% 的数据作为验证集，起到模型训练中的监督作用，对迭代步长、迭代次数等超参数进行控制。图像是由两种不同类型的西门子 3T MR 扫描仪获得的，采用 turbo 自旋回波序列获取 T2w 图像，平面分辨率约为 0.5 mm，切片厚度为 3.6 mm，通过扫描仪软件获得 ADC 图像。所有图像均在不使用直肠内线圈的情况下获得。需要对数据进行以下预处理操作。

（1）重采样操作

不同设备和扫描参数会使得影像的空间分辨率不同，为了避免所有影像的单位体素中所含有的空间信息不一样，从而使得输入网络的不同模态图像包含的空间信息相似，所有数据经过重采样操作来统一分辨率。

（2）模态配准

进行多模态 MRI 数据采集时，因为采集协议差异、被采集的患者体内位移、患者因呼吸作用、自体循环等诱发的患者体内脏器非刚性变化，在不同模态的核磁共振图像之间会在空间上出现交叉错位现象，在使用前需要进行配准。如果要利用多模态的 MRI 数据开展前列腺癌分割，多模态磁共振图像间的图片配准就是至关重要的步骤。本章通过选取分辨率较大的 T2w 模态图像作为固定图片、ADC 模态图像作为运动图片，对 ADC 模态图片进行刚性转换，使两个模态的影像在空间上相互配准。

（3）前列腺区域裁剪

ADC 模态图像和 T2w 模态图像配准以后，需要在能较清晰地反映前列腺解剖结构的 T2w 切片上进行前列腺的分割，而患者是进行了整个腹腔内的磁共振图像扫描，因此在 MR 图像对齐之后，前列腺区域需要被分割出来，并被剪裁出一个以前列腺为中心的 160 mm×160 mm 的图片，以减小前列腺癌的定位范围，并且本章仅使用带有病变的切片进行训练和验证。

（4）数据增强

因为模型训练数据较少，所以需要通过数据增强策略，经过随机旋转、平移、水平翻转等操作，增加训练样本的数量。这些操作具体包括随机 20°以内的旋转、水平与垂直方向的随机 5 个像素以内的平移、水平与垂直的随机 10% 以内的拉伸以及随机的水平反转和垂直翻转。

2. 实验设置

本节算法在 TensorFlow 2.0.0[104] 上实现。使用 Adam[105] 更新网络的权值，批量大小为 8，初始学习率为 0.001。为了提高性能，在网络中实现了批归一化。最终在11 GB内存的 Nvidia GeForce RTX 2080 Ti GPU 上训练了 150 个迭代（轮次，epoch）。混合损失函数的参数设置为 $\lambda_1=0.3, \lambda_2=0.7, \lambda_3=0.05, w=0.5, \alpha=0.7, \beta=0.3, \gamma=0.75$。

3. 评价指标

实验中使用了 5 个评价指标，包括 Dice 分数（DSC）、特异性、灵敏度、精确度和 Hausdorff-95 距离（HD-95）。DSC 度量自动分割结果与 groundtruth（真值图）之间的空间重叠，是对整体分割结果最重要的度量，可以表示为

$$\mathrm{DSC}=1-\frac{2\,|A\cap B|}{|A|+|B|} \tag{2-35}$$

其中,A 与 B 分别为预测掩码和 groundtruth。HD-95 是形状相似性的一种度量,能够为 DSC 做出较好的补充,可以表示为

$$H(A,B)=\max(h(A,B),h(B,A)) \tag{2-36}$$

$$h(A,B)=\max(a\in A)\min(b\in B)\|a-b\| \tag{2-37}$$

其中,A 与 B 代表两组点集。

$$\mathrm{precision}=\frac{\mathrm{TP}}{\mathrm{TP}+\mathrm{FP}} \tag{2-38}$$

式(2-27)、式(2-28)和式(2-38)分别代表灵敏度、特异性和精确度,其中 TP 代表真阳性的数量,TN 代表真阴性的数量,FP 代表假阳性的数量,FN 代表假阴性的数量。

4. 消融实验

为了验证网络设计,本章分别在两个阶段网络和级联方式上进行了消融实验。

如本章前文所述,本章添加了两个模块(空间注意力模块和通道注意力模块)到双流编码器-解码器网络(Baseline)。表 2-1 比较了使用和不使用这两个模块时的性能。可以观察到,通过添加空间注意力模块或通道注意力模块,DSC、灵敏度、特异性、精确度和 HD-95 都得到了提高。同时使用空间注意力模块和通道注意力模块提高了 3.36 的 DSC、12.84 个百分点的灵敏度。在形状学习网络中,本章基于 U-Net(Baseline)设计并实现了两个模块(边缘检测分支和上下文模块),将其添加到网络中。由于上下文模块结合了边缘流和基本网络流,因此不能单独添加到 Baseline 中。本章将 Baseline 与添加边缘检测分支和添加边缘检测分支+上下文模块进行了比较,如表 2-2 所示。添加边缘检测分支显著提高了 DSC、灵敏度和精确度,说明了形状信息和边缘信息对前列腺癌分割任务的重要性。从表 2-2 还可以观察到,上下文模块的加入可以进一步改善 DSC 和其他指标,这证实了上下文模块连同边缘检测分支一起使用的有效性。

表 2-1　模态融合网络的消融实验结果

网络	DSC	灵敏度(像素级)/%	特异性(像素级)/%	精确度(像素级)/%	HD-95/mm
Baseline	39.26	40.05	99.03	38.51	4.00
+空间注意力模块	40.91	40.91	99.12	41.21	3.92
+通道注意力模块	40.58	41.04	99.07	40.13	3.91
+空间注意力模块 +通道注意力模块	42.62	52.89	98.55	35.69	4.22

表 2-2　形状学习网络的消融实验结果

网络	DSC	灵敏度(像素级)/%	特异性(像素级)/%	精确度(像素级)/%	HD-95/mm
Baseline	36.70	34.24	99.20	39.52	4.08
＋边缘检测模块	39.23	37.51	99.18	41.11	4.02
＋边缘检测分支＋上下文模块	40.80	38.46	99.24	43.45	3.96

由于选择 T2w 图像作为第二阶段的输入之一，本章进行了将 T2w 图像替换为其他输入（ADC、ADC&T2w）的实验。表 2-3 表明，以 T2w 作为第二阶段输入时，网络的性能最佳。结果表明，T2w 对肿瘤和增生的差异较为敏感，更适合用于形状学习。

表 2-3　两阶段级联网络(MFSL-Net)在不同的第二阶段输入下的性能

网络	DSC	灵敏度(像素级)/%	特异性(像素级)/%	精确度(像素级)/%	HD-95/mm
MFSL-Net(ADC)	41.06	46.98	98.75	36.47	4.13
MFSL-Net(T2w & ADC)	43.99	47.75	98.94	40.39	3.97
MFSL-Net(T2w)	44.26	48.64	98.92	40.41	3.91

当表 2-3 中的 MFSL-Net(T2w)将形状学习网络的第二阶段级联到模态融合网络(＋空间注意力模块＋通道注意力模块一行)时，这两行数据之间的差异表示两阶段级联的性能增益。可以观察到，DSC 有显著改善(1.64)，精确度/特异性/HD-95 有显著改善(4.72 个百分点/0.69 个百分点/0.31 mm)，这证实了 MFSL-Net 与模态融合网络相比，大大降低了假阳性。虽然观察到灵敏度略有下降，如前所述，DSC 是分割最重要的指标，因为它度量分割结果和 groundtruth 之间的空间重叠。提高 DSC 表明 MFSL-Net 成功地减少了假阴性和假阳性(参见图 2-23)。精确度和特异性对假阳性很敏感，所以它们反映了相同的结论。与特异性和精确度不同，灵敏度不包括假阳像素(非癌像素)的错误预测。较高的灵敏度表明形状学习网络可以正确预测更多的阳性像素(癌变像素)，但相对较低的 DSC、特异性、精确度和 HD-95 表明很多非癌变像素也被预测为癌变像素。还可以观察到形状学

习网络的 DSC 低于模态融合网络,这进一步说明了充分利用多模态的重要性,因为在做形状学习网络的消融实验时输入为单输入 T2w,而没有模态融合网络生成的预测图。如上文所说,本章将 Focal Tversky Loss 作为语义分割损失函数,分别处理训练模态融合网络和形状学习网络的语义分割任务,以缓解数据不平衡问题。表 2-4 展示了在使用 Dice Loss 和 Tversky Loss 时的性能,可见使用没有考虑数据平衡的 Dice Loss 时性能较差。同时,由于级联两阶段网络是一种多任务学习网络,本章提出混合损失函数对其进行训练,λ_1、λ_2 是控制语义分割损失函数权重的超参数,分别对应模态融合网络和形状学习网络的语义分割损失函数,本章对超参数的调整也进行了实验,当 λ_1 为 0.3、λ_2 为 0.7 时网络性能最好,如表 2-5 所示。

彩图 2-23

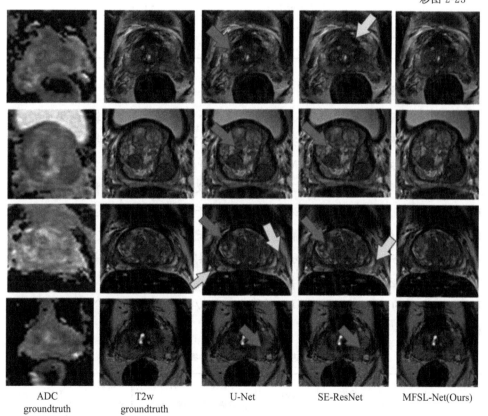

| ADC
groundtruth | T2w
groundtruth | U-Net | SE-ResNet | MFSL-Net(Ours) |

图 2-23　ADC、T2w、groundtruth 及不同模型预测的结果(被预测为癌症的地方都遮盖了红色掩码,黄色箭头表示假阳性预测,绿色箭头表示假阴性预测)

表 2-4　两阶段级联网络(MFSL-Net)在不同语义分割损失函数下的性能

网络	DSC
Dice Loss	39.70
Tversky Loss	43.23
Focal Tversky Loss	44.26

表 2-5　两阶段级联网络(MFSL-Net)在不同损失函数权重下的性能

网络	DSC
$\lambda_1=0.7, \lambda_2=0.3$	39.70
$\lambda_1=0.6, \lambda_2=0.4$	43.23
$\lambda_1=0.8, \lambda_2=0.8$	44.26
$\lambda_1=0.4, \lambda_2=0.6$	43.88
$\lambda_1=0.3, \lambda_2=0.7$	44.26
$\lambda_1=0.2, \lambda_2=0.8$	42.13

5. 对比试验

本节将本章所提的 MFSL-Net 网络与其他分割方法进行了比较,结果如表 2-6 所示。所有被评估的方法都是在相同的数据上实现和评估的。这些方法可以分为 3 类:①两种前列腺癌分割方法 Modified HED[60] 和 MB-UNet[64],在表 2-6 中模态一栏用"双"表示;②使用单模态输入进行语义分割的 4 种方法 mU-Net[106]、DenseNet[107]、LinkNet[108] 和 SE-ResNet[30],由于这类方法不是为两种模态设计的,本章使用早期融合策略使它们适应两种模态输入,而不改变它们的网络结构,在表 2-6 中模态一栏用"双*"表示;③用于其他器官多模态癌灶分割的 Early Fuse U-Net[68] 在表 2-6 中模态一栏用"双"表示。由于许多相关工作都是建立在 U-Net[2] 之上的,因此也实现了具有单模态(T2w/ADC)输入的 U-Net,在表 2-6 中模态一栏用"单"表示。

表 2-6　对比实验结果

网络	模态	DSC	灵敏度(像素级)/%	特异性(像素级)/%	精确度(像素级)/%	HD-95/mm
U-Net(T2w)	单	36.70	34.24	99.20	39.52	4.08
U-Net(ADC)	单	29.88	31.47	98.79	28.44	4.24
Early Fuse U-Net	双	37.24	47.16	98.38	30.77	4.28

网络	模态	DSC	灵敏度 (像素级)/%	特异性 (像素级)/%	精确度 (像素级)/%	HD-95/mm
MB-UNet	双	39.38	40.76	98.99	38.10	4.11
Modified HED	双	37.57	34.78	99.23	40.84	3.94
mU-Net	双*	40.25	42.57	98.95	38.17	4.14
DenseNet	双*	39.07	46.67	98.59	33.59	4.11
LinkNet	双*	37.47	47.82	98.36	30.80	4.25
SE-ResNet	双*	40.66	40.68	99.09	40.64	3.95
MFSL-Net	双	44.26	48.64	98.92	40.41	3.91

可以观察到,两阶段级联网络 MFSL-Net 在 DSC 和灵敏度方面优于其他所有方法,但在特异性和精确度方面略低于 Modified HED。与次优结果相比,两阶段级联网络 MFSL-Net 显著提高了 DSC(3.60)。虽然 Modified HED 具有较高的特异性和精确度,但其 DSC 和灵敏度远低于 MFSL-Net(6.69 和 13.86 个百分点)。这意味着 Modified HED 预测了更少的癌性像素。

2.4.2 基于软阈值化的前列腺癌分级算法实验结果分析

本章实现了前文所述算法,并对其进行了消融实验和对比实验。消融实验分别评估了每个模块的性能贡献,并证明了本章的设计选择。对比实验比较了其与其他分类算法的性能。

1. 数据预处理

本节的实验评估同样使用了 PROSTATEx 数据集[50,103],本章算法使用数据集的 T2w 和 ADC 两种模态进行前列腺癌症分级诊断。PROSTATEx 包含 204 个前列腺磁共振图像,其中总共有 1 249 个癌灶感兴趣区域,包含 874 个临床显著性癌灶感兴趣区域和 375 个惰性癌灶感兴趣区域。随机选取 937 个感兴趣区域(临床显著性癌灶∶惰性癌灶=656∶281)作为训练集,在训练时随机选择 15% 的数据作为验证集,其在模型训练中起监督作用,对迭代步长、迭代次数等超参数进行控制。另外,312 个感兴趣区域(临床显著性癌灶∶惰性癌灶=218∶94)作为测试集。本节对数据进行以下预处理操作。

（1）重采样操作

不同设备和扫描参数会使得影像的空间分辨率不同，为了避免所有影像的单位体素中所含有的空间信息不一样，从而使得输入网络的不同模态图像包含的空间信息相似，所有数据都经过重采样操作来统一分辨率。

（2）模态配准

进行多模态 MRI 数据采集时，因为采集协议差异、被采集的患者体内位移、患者因呼吸作用、自体循环等诱发的病人体内脏器非刚性变化，所以不同模态的磁共振图像会在空间上出现交叉错位现象，在使用前需要进行配准。如果要利用多模态的 MRI 数据开展前列腺癌分割，多模态磁共振图像间的图片配准就是至关重要的步骤。本章通过选取分辨率较大的 T2w 模态图像作为固定图片、ADC 模态图像作为运动图片，对 ADC 模态图片进行刚性转换，使两个模态的图像在空间上相互配准。

（3）感兴趣区域裁剪

因为本章算法是针对病灶区域的分级算法，并且一张切片上可能会有多个病灶，所以需要将病灶区域剪裁出来作为感兴趣区域。因此在 MR 图像配准之后，感兴趣区域需要被分割出来，并被剪裁出一个以病灶区域为中心的 64 mm×64 mm 的图片，如图 2-1 所示。

（4）数据增强

因为模型训练数据较少，所以通过数据增强策略，经过随机旋转、平移、水平翻转等操作，增加训练样本的数量。这些操作具体包括随机 20°以内的旋转、水平与垂直方向的随机 5 个像素以内的平移、水平与垂直的随机 10% 以内的拉伸以及随机的水平反转和垂直翻转。

2. 实验设置

本节同样在 TensorFlow 2.0.0 上实现算法。网络中的权重被随机初始化，使用 Adam 优化器更新网络的权值，批量大小为 8，初始学习率为 0.000 1。在 11 GB 内存的 Nvidia GeForce RTX 2080 Ti GPU 上训练了 100 个轮次。

3. 消融实验与对比实验

本章算法的评价指标为正确率（Acc）和 AUC（Area Under Curve）。AUC 由 ROC 曲线（receiver operating characteristic curve）下的面积计算得出，ROC 代表接收者操作特征曲线，ROC 曲线横坐标是假阳性率，纵坐标是真阳性率。在 ROC

曲线的坐标图上,左上方的点为灵敏度和特异性均相对较高的临界值。ROC 曲线下方面积的大小就是 AUC 值。AUC 值介于 0.5 到 1.0 之间,AUC 值越大,结果的准确性越高。

为了验证网络设计,在输入模块和下采样模块的优化上进行了消融实验。如上文所述,对原本 ResNet 的输入模块做了一定的改进,本节算法将 7×7 的卷积层替换为 3 个 3×3 的卷积层。将原 ResNet 的输入模块表示为输入模块 a,将改进模块表示为输入模块 b。同样,本节中的下采样模块没有使用原 ResNet 的下采样模块,调整后的模块交换了左路径中前两个卷积的步长大小,也就是将下采样操作放在 3×3 卷积层,并且左路径的输出形状保持不变,下采样模块右路径中的卷积前增加一个步长为 2 的 2×2 平均池化层,并将卷积层的步长改为 1。将原 ResNet 的下采样模块表示为下采样模块 a,将改进模块表示为下采样模块 b。从表 2-7 可见,在分别替换优化模块后,网络效果更好,在同时使用优化模块后,网络效果达到最优。表 2-8 对是否加入软阈值模块的效果进行了比较,结果表明在加入软阈值模块后,网络性能有了一定的提升。

表 2-7 网络结构优化实验结果

网络	Acc	AUC
Baseline(输入模块 a,下采样模块 a)	0.833	0.763
Baseline(输入模块 b,下采样模块 a)	0.840	0.766
Baseline(输入模块 a,下采样模块 b)	0.837	0.765
Baseline(输入模块 b,下采样模块 b)	0.846	0.771

表 2-8 软阈值模块消融实验结果

网络	Acc	AUC
Baseline(输入模块 b,下采样模块 b)	0.846	0.771
Baseline(输入模块 b,下采样模块 b)+软阈值模块	0.862	0.792

表 2-9 比较了本章基于软阈值化的癌灶分级算法和其他两种流行的深度学习方法 VGGNet-16[78] 和 GoogLeNet[109] 在输入 T2w 和 ADC 两种模态图像时,对前列腺癌的分级诊断效果。结果显示,本章算法的效果最佳,在正确率上,比次优结果高了 0.009,AUC 值达到了 0.792,VGGNet-16 和 GoogLeNet 的 AUC 值分别为

0.765和0.790。图 2-24 为本章算法结果的 ROC 曲线和 AUC 值,图 2-25 为本章算法结果的混淆矩阵,混淆矩阵是表示精确度评价的一种形式。矩阵的每一列分别为算法预测的结果,也就是预测癌灶为惰性癌或者临床显著性癌,每一列的相应总数表示算法预测为该结果的数量,例如,算法预测出的惰性癌有 247 例,临床显著性癌为 65 例。而矩阵的每一行表示每一个输入图像的真实标签,矩阵每一行的总数表示每一类的实际数量。在本章的矩阵中,惰性癌实际上有 218 例,临床显著性癌实际上为 94 例。从混淆矩阵中可以看出,有较多的临床显著性癌灶被错误地预测为惰性癌,只有 7 例惰性癌被错误地预测为临床显著性癌,这与样本的数量有一定的关系,本章数据中总共包含 1 249 个癌灶感兴趣区域,其中包含 874 个临床显著性癌灶感兴趣区域和 375 个惰性癌灶感兴趣区域。样本的不均衡使算法倾向于将潜在区域预测为惰性癌。

表 2-9 对比实验结果

网络	Acc	AUC
VGGNet-16	0.843	0.765
GoogLeNet	0.853	0.790
Ours	0.862	0.792

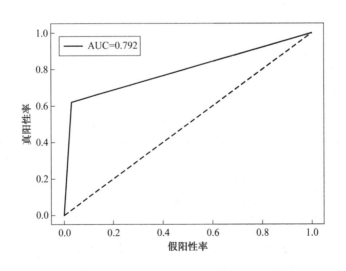

图 2-24 本章算法结果的 ROC 曲线与 AUC 值

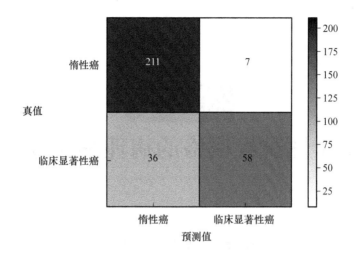

图 2-25　本章算法结果的混淆矩阵

2.5　结　　论

本章提出了一种基于模态融合和形状学习的前列腺癌分割算法，它是一个端到端的网络，级联了两种本章提出的新网络：模态融合网络与形状学习网络，其中模态融合网络用来提升网络模型对不同模态的特征提取和选择能力，形状学习网络用来将形状学习和上下文学习相结合，在保留高分辨率语义信息的同时识别形状和边缘信息。本章通过消融实验验证了网络的设计，并将其性能与目前先进的方法进行了比较，结果显示本章提出的网络使 DSC 提高了 3.6，证实了算法的有效性。

针对前列腺癌灶分级诊断，本章提出了一种基于软阈值化的分级算法，基于 ResNet 网络搭建深度学习网络，使用优化的输入模块与下采样模块提升 ResNet 网络效果，并将用于信号去噪的软阈值化模块用于 2D 的医学图像分类，将软阈值作为非线性变换层插入残差块中，以消除与分级信息无关的冗余信息，该阈值可通过深度学习网络自适应确定。本章通过消融实验比较了不同网络结构对模型的影响，并通过对比实验将本章所提算法与其他先进的深度学习算法进行了比较，结果显示本章算法的 AUC 值达到了 0.792，前列腺癌的分级效果更佳。

第3章
基于图神经网络的病理图像分类

近几年来,前列腺癌患者的数量不断增加,前列腺癌已成为男性死亡的主要原因之一,因此对前列腺癌进行准确的分级对于后续癌症的诊断和治疗是至关重要的。在临床上,前列腺癌的分级需要依靠专业的病理学家对大量前列腺癌的组织学图像进行观察分析,检查周期较长,所以越来越多的工作开始研究基于深度学习的计算机辅助诊断的方法,来对组织学图像进行快速的检测。虽然这些方法已经在前列腺癌组织学图像的分级任务上取得了不错的效果,但是它们大多把组织学图像当成自然图像去处理,忽视了组织学图像中存在的形态学信息。为了充分利用前列腺癌组织学图像中的形态学信息,进而把这些图像划分到准确的级别中,本章设计并实现了一种基于图神经网络的前列腺癌分级算法。

首先,本章把组织学图像抽象成了细胞图的形式,将组织学图像中的细胞核作为图中的节点,并连接欧几里得距离较小的节点对形成图中的边。其次,本章提取组织学图像中的细胞核特征作为细胞图的节点特征,这样细胞图的结构就能体现出组织学图像中的腺管信息等形态学信息,本章就把前列腺癌组织学图像的分级任务抽象成了细胞图的分类任务。但是在组织学图像中,不同类型的细胞核常常会聚在一起,因此不能像在自然图像中那样直接训练分类模型来提取细胞核特征。本章提出了一种新颖的自动化提取细胞核特征的方法,训练了 ResNet-50 网络并将其作为一个强大的特征编码器,来提取更具有代表性的细胞核特征。

此外,本章设计并实现了一种基于图神经网络的分类网络——HAT-Net (hierarchical transformer graph neural network)来对细胞图进行图级别的分类。常见的图神经网络由于其潜在的周期性结构,难以捕捉长期依赖,因此本章在网络中加入了 Transformer 模块来学习远距离节点之间的依赖关系。本章在公开的前列腺癌数据集(UZH)和结直肠数据集(CRC 和 Extended CRC,因前列腺癌数据集没有所需的标注信息)上进行了实验,所提的算法均取得了良好的结果。与其他分级算法的对比实验证明了本章提出的前列腺癌分级算法的先进性。

3.1 介 绍

3.1.1 研究背景

前列腺癌(PCa)是世界上男性高发的癌症之一,也是导致男性死亡的主要原因之一。据估计,2020 年全球有近 140 万前列腺癌新病例和 375 000 前列腺癌死亡病例。在我国,PCa 的发病率及死亡率呈持续增长趋势,PCa 已成为严重影响我国老年男性健康的泌尿系恶性肿瘤[110]。前列腺癌是美国男性中最常见的非皮肤性恶性肿瘤,约占所有新诊断癌症病例的 20%,是导致其男性死亡的最常见恶性肿瘤之一,也是全球内第二常见的恶性肿瘤[111]。

关于前列腺腺癌的分级系统有 40 多种,当前 Gleason 分级是前列腺癌组织学分级的标准方法。世界卫生组织自 2004 年以来,多次对 Gleason 分级系统进行修改。2005 年国际泌尿病理学会(ISUP)对 Gleason 分级进行了多处修改,随后因某些癌组织结构被报道与患者预后关系密切,2014 版 ISUP 分级由此诞生,它是目前临床上常用的、最准确的 Gleason 分级系统,详细和明确地界定了前列腺癌 Gleason 各级形态标准及预后区别,临床应用广泛[112],在 2016 年被纳入世界卫生组织前列腺癌症分级部分。

最初的 Gleason 分级系统被用于根据结构特征对腺泡腺癌进行分级,与临床结果具有极好的相关性[111]。经典的 Gleason 分级被用来区分前列腺癌 5 种组织学生长模式,按照腺体的分化程度对前列腺癌活检图像分级(分别是 Gleason 1 级、Gleason 2 级、Gleason 3 级、Gleason 4 级、Gleason 5 级)。其中,Gleason 1 级与预后良好更相关,随着 Gleason 等级的升高,患者的预后情况更趋于不良。在对前列腺活检图像评定 Gleason 分级时 Gleason 1 级为 1 分,表示最好的细胞分化,每增加一级增加 1 分,Gleason 5 级为 5 分,表示最坏的细胞分化。在评定前列腺癌活检病理图 Gleason 分级时,对于同一个活检切片可能存在多种不同的腺癌结构变异,对其主要和次要分化程度的组织分别进行评分,将此两项评分相加得到的总分作为整个活检切片的 Gleason 分级,积分为 2、3、4 分者为高分化腺癌;积分为 5、6、

7 分者为中分化腺癌；积分为 8、9、10 分者为低分化癌或者未分化癌。因此，Gleason 分级是评估前列腺癌侵袭性最可靠的方法之一，是预测前列腺癌预后情况最有力的指标之一，不仅能协助医生确定治疗方案，而且在预测疾病进展和患者预后方面发挥着关键作用[110]。

尽管 Gleason 分级有助于前列腺癌的诊断和预后判断，然而在以往前列腺癌的诊断中，Gleason 分级通常是由病理学家在活检组织病理图中确定的，观察者之间存在显著的可变性，因此 Gleason 分级的评定具有主观性且难以执行。最近的研究建议病理学家预测前列腺癌 Gleason 分级并量化不同 Gleason 分级肿瘤的百分比，这增加了病理学家的负担并加剧了主观性问题。基于深度学习的自动分类方法能在该领域中一定程度上减少人力的消耗及避免人的主观失误。MRI 是临床上常用的医学影像检查手段。近年来，MRI 在诊断前列腺癌中发挥着重要的作用，多项研究已经确定前列腺癌影像学特征与 Gleason 分级相关。特别是多参数核磁共振图像（multiparametric-MRI，mp-MRI）方法更是提高了 MRI 评定前列腺癌 Gleason 分级的准确率，可以更准确地检测出有临床意义的前列腺癌，即 Gleason 分级≥7 和/或肿瘤体积大于 0.5 cm^3 的前列腺癌[113]。

本章的研究目标就是设计并实现一个可以用于前列腺癌 Gleason 分级的图神经网络算法，这个算法可以在公开的前列腺癌数据集上对前列腺癌的组织学图像进行准确分级。为了实现这个研究目标，本章首先对组织学图像中的细胞结构进行建模，从而学习结构-函数关系，最终完成组织学图像的分级任务。

3.1.2　国内外研究现状

PCa 作为全球范围内排名男性前三的恶性肿瘤之一，如何基于有限的临床检查手段与信息，设计有效的分析算法，提高诊断准确率，实现患者精准评估并制订个性化的治疗方案，从而提高患者的生存率及收益，是当前临床的迫切需求和国内外众多研究者关注的焦点[114]。目前，已有大量研究聚焦自动 Gleason 分级与病理诊断。依据所使用的特征，相关模型可分为基于手工特征的模型和基于深度特征的模型两大类。

在基于手工特征的模型中，通常首先使用传统的或基于深度学习的方法对病理图像进行细胞核分割和组织分割，然后基于分割的结果提取人工设计的特征进行建模。Doyle 等人[115]提出提升贝叶斯多分辨率系统引入分层信息来识别前列腺穿刺活检数字病理图像上的癌区域。Farooq 等人[116]利用 Gabor 特征和局部二值模式特征构建 K 近邻分类器将前列腺癌苏木精-伊红（hematoxylin & eosin，HE）染色图像分为良性、GP3、GP4 和 GP5 区域。Xu 等人[117]使用提出的完全统计局部二值模式描述子特征来训练支持向量机（SVM）模型对前列腺癌 WSIs 进行低、中、高风险分类。Lawson 等人[118]使用持续同源性特征对图像块进行 GP3、GP4 和 GP5 分类；相似地，Yan 等人[119]提出使用同源性分析来区分 GP3 和 GP4。Leo 等人[120]从腔体和肿瘤区域提取组织表型特征来预测前列腺癌复发率。Rustam 等人[121]使用 6 个临床特征训练随机森林分类器和 SVM 对前列腺癌进行良恶分类[122]。

　　当前最先进的组织学图像分级算法建立在基于深度特征的机器学习和深度学习方法上。2012 年由 Lecun 等人[123]提出的 DCNN 方法将图像的特征编码、提取与建模整合至同一计算框架中，实现了以梯度传播为权重更新动力的端到端量化分析方法，同时弱化了模型对于分析域勾画的依赖性，模型性能受到的勾画干扰得到降低，特征鲁棒性得到了提升，极大地节约了临床资源。DCNN 作为当前人工智能与模式识别领域中广泛采用的先进方法，针对图像欧氏空间信息分析，在医学图像分析中展现了极大的潜力。该方法在 PCa 诊疗问题中的应用包括诊断或预测任务[124-125]、器官或病变分割[126-128]、配准[129]等。2018 年，Yang 等人和 Wang 等人[58-59]提出了一种基于 CNN 的计算框架，在 mp-MRI 中评估患者影像是否含有显著的 PCa 病灶。该方法在仅含类别信息监督条件下，利用不同模态特征图的一致性损失，同时实现了肿瘤的量化特征编码与提取，并进一步实现了病灶检测与定位。Schelb 等人[124]结合 T2WI 和 DWI 对 PCa 中的 sPCa 病变进行了分割。由于 PCa 的特殊性，基于前列腺图像诊断报告系统的得分和基于活检病理评估的 Gleason 分级都与患者真实的病理分级结果存在不可忽视的差异。2019 年，Cao 等人[127]基于 U-Net 设计了一种改进的多分类深度卷积神经网络，以患者根治术的病理图像的 Gleason 评分作为监督信息，证明了基于 mp-MRI 的人工智能方法实现病理分级预测的可行性。此外，研究者们还尝试采用 3D CNN 对 MRI 进行体素空间的特征编码与提取，但由于模型可解释性不足、模型复杂度高和训练成本大，因此其在实际的具体临床任务拓展中受到制约[114]。这些算法因其学习特征表示的强大能力而得到广泛关注。组织学图像的分辨率往往比自然图像高，有些组织学图像的分辨率甚至高达 100 亿像素，因此如何有效地使用如此大尺寸的图像进行模型训练也是一个挑战。

　　由于组织学图像的尺寸比常规的自然图像的尺寸大得多，所以比较常用的处理方法就是先把组织学图像分割成较小的图像块（patch），分别得到每个图像块的分级结果之后,再根据某种规则把所有图像块的分级结果结合起来,进而得到整个组织学图像的分级结果。Cruz-Roa 等人[130]、Hou 等人[131]和 Teresa 等人[132]在他们各自的工作中都利用了这个思想,并提出了几种分类模型。在这些模型中,每个组织学图像被划分成较小的图像块,对于单个图像块来说,都使用一个作用于图像块上的分类器网络(patch-wise CNN)进行分类,进而得到图像块上的分类标签。此外,为了能够在整个组织学图像层次上进行分类,在 patch-wise CNN 之后还有另外一种分类器,它以第一个网络的输出标签作为输入,以整体的图像分类结果作为输出。这种技术对于图像块的分类结果具有很高的准确率和可信度,但是其缺点在于不能捕获图像的全局信息,忽略了图像块之间的空间信息,并会丢失图像块之间共享的特征信息。为了更好地利用图像块的局部信息和图像的全局信息,Nazeri 等人[133]提出了一种两阶段的算法,先使用一个 patch-wise CNN 来从每个图像块中提取特征图,当所有图像块的特征图都提取完成之后,再利用这个网络根据局部信息从所有图像块中提取最显著的特征图。同时,此方法也提出了一种作用于图像的网络(image-wise CNN),它以之前提取出的特征图堆叠形成的三维信息作为输入,即利用了图像的局部特征信息,同时也利用了不同图像块之间共享的全局信息,进而得到整幅图像的分级输出。虽然这种方法使用了从组织学图像中提取的大量图像块,但是由于仍然缺乏大量的上下文信息,所以最终的图像分级并不是依赖图像的底层信息,而是基于单个图像块捕获的有效上下文进行的。因此,Shaban 等人[134]增大了图像块的大小,因为更大尺寸的图像块具有更多的上下文信息,可以捕捉细胞组织,以实现更加准确的分级。他们摒弃了标准的图像块分类器通常的输入图像尺寸(224×224 像素),而采用更大尺寸的图像(1 792×1 792 像素)作为输入,将输入图像以无重叠滑动窗口的方式分割成 224×224 像素的图像小块,并进一步将其转换为高维特征向量。这些特征向量以特征立方体的形式排列,并且使用与提取对应的图像块相同的空间排列方式,将该特征立方体输入分类网络,就可以根据高分辨率特征表示和空间上下文进行预测。虽然先把整张图像分割成图像块,再进行分级的方法已经具有了较高的准确率,但是这种方法并没有充分利用组织学图像的形态学特点,因此仍然有进一步改进的空间。

为了利用组织学图像自身蕴含的信息,Awan 等人[135]提出了一种先分割出图像中的腺体,再提取出腺体相关的特征,进而根据这些特征对组织学图像进行分级的方法。这种方法使用了改进的深度神经网络对腺体进行分割,并提出了一种量化腺体相关特征的指标——最佳对齐度量(best alignment metric,BAM),先通过对每幅图像计算 BAM 值的均值、BAM 熵和正则性指数这 3 个参数的值得到每幅图像的特征值,再通过 SVM 分类器完成组织学图像的分级。这种方法虽然利用了组织学图像中腺体形态学的信息,但是任何根据腺体形态学来对肿瘤等级进行分类的统计方法的可靠性都取决于腺体分割的精确程度,所以这种方法也具有一定的局限性。

为了充分地利用组织学图像中的形态学信息,并且尽量少地受到其他算法的影响,越来越多的工作都使用图神经网络算法对组织学图像进行建模,并取得了不错的分级结果。使用图神经网络算法对组织学图像进行建模即使用图的结构来表示病理学图像,首先提取组织学图像中的细胞核、细胞簇等结构作为图中的节点,并提取节点的形态学特征,然后根据这些节点之间的距离生成边,这样就可以把组织学图像转换为图的结构,一般把这种图结构称为细胞图,也就把组织学图像的分级问题转换为图的分类问题。Ali 等人[136]提出了一种构造细胞集群图(cell cluster graph,CCG)的方法来生成细胞图,他们首先采用流域变换的方法来获得整个图像中核边界的初始轮廓,并根据结果生成一个二值掩模,获得核边界的初始轮廓之后,利用凹性检测算法来识别重叠在一起的集群节点,并为节点分配确定的核簇。然后根据节点之间的欧几里得距离生成节点之间的边,这样就得到了细胞图,同时,计算得到细胞簇的一些纹理特征,如节点偏心度的平均值、集群多项式系数等作为节点的特征。最后采用 SVM 分类器根据节点的这些特征完成对细胞图的分类。相比于前两种方法,这种构造细胞图的方法更加全面地使用了组织学图像的形态学信息,但是获取节点和提取节点特征的方法很粗糙,并且使用机器学习的方法对细胞图进行分类,图中很多潜在的信息都不会被使用,其有很大的提升空间。Zhou 等人[137]使用了比较先进的细胞图构造方法,并提出了一种新的图神经网络 CGC-Net 用于细胞图的分类,得到了较好的分类结果。他们首先使用专门用于细胞核分割的神经网络 CIA-Net[138]对组织图中的细胞核进行分割,然后使用机器学习的一些方法对细胞核的表型特征和空间特征进行特征提取,并且把节点之间的距离看作节点之间的相互作用力,根据节点之间的欧几里得距离生成图的边,最后使用图神经网络 CGC-Net 完成对细胞图的分类。

3.1.3 本章主要工作

本章旨在实现一个可以用于前列腺癌分级的算法,该算法可以对前列腺癌的组织学图像进行准确的分级。通过对当前国内外研究现状的调研,本章选取了先生成组织学图像的细胞图,再使用图神经网络对细胞图进行分类的方法,把前列腺癌的组织学图像的分级问题转化为细胞图的分级问题。

如图 3-1 所示,本章的前列腺癌分级算法可以分为细胞图生成算法和细胞图分类算法,这个分级算法与国内外的其他方法相比,具有更高的分类精确度,可以完成前列腺癌组织学图像的准确分级,对于前列腺癌的自动化分级具有一定的意义。具体的研究内容如下。

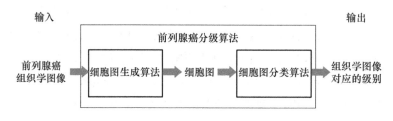

图 3-1　前列腺癌分级算法整体介绍

1. 细胞图生成算法

为了把组织学图像转换为细胞图,本章进行以下 4 步操作:首先分割出组织学图像中的细胞核作为细胞图的节点;其次对分割出的细胞核进行代表性节点采样;再次连接相邻节点生成细胞图的边;最后提取出细胞核的特征作为节点特征来协助细胞图的分类。具体操作的细节如下。

分割组织学图像中的细胞核的方法有很多种,主要包括机器学习方法和深度学习方法。机器学习方法的分割速度较快,但是对于细胞核的边界往往无法进行清晰的分割,而深度学习方法则克服了以上问题,所以本章采用了表现较好的核分割网络 Hover-Net[139] 来完成前列腺癌组织学图像中细胞核的分割。

由于每张图像中分割出的细胞核数量太多,在实际操作中无法也不需要把所有的细胞核作为节点,因此需要对分割出的细胞核进行采样。本章设计了一种细胞核采样方法,可以得到部分有代表性的细胞核作为细胞图的节点。

本章使用细胞核之间的距离来代表细胞核之间的相互作用力,细胞核之间的距离越近表示细胞核之间的相互作用力越强。本章利用 K 邻域算法,连接欧几里得距离较近的细胞核,生成细胞图的边,并使用邻接矩阵对图的信息进行存储。如何准确地提取出细胞图中节点的特征是细胞图生成算法面临的一个重要挑战。本章设计了一种自动化的细胞核特征提取方法,它可以自动化地学习到细胞核的潜在特征,而不只是仅依靠细胞核的外观来进行特征提取,从而提高细胞图分类的准确率。

2. 细胞图分类算法

得到了组织学图像的细胞图之后,本章将组织学图像的分级问题转换为细胞图的分类问题,从而可以使用图神经网络算法对图进行分类。本章设计并实现了一种层次化的图神经网络来获取多层图卷积的信息。

在细胞图分类算法中,本章需要对图的信息进行读取,把高维稠密矩阵表示的图数据映射为低维稠密向量,学习其中的结构。然而,读取图信息不会改变图的规模,为了缩小学习的规模,本章还需要通过图池化来不断减小图中节点的个数。基于对图神经网络的考虑,不同邻居节点对同一个节点的贡献度是不同的,为了对节点特征进行准确的学习,本章把 Transformer 结构添加到网络中,使得Transformer 中的多头注意力机制可以应用到不同的节点表示中。同时,本章在网络中加入了跳跃模块(jumping knowledge)来融合图的多跳信息,并融合各个层次的结果来提高图分类的准确率。由于本章的图神经网络是一个需要进行图分类的网络,因此本章在网络的最后融合一个 MLP 层进行图的分类。

3.2 相 关 工 作

本节主要对本章提出的前列腺癌分级算法中使用到的相关理论和技术进行说明。首先对细胞图生成涉及的相关技术进行介绍;然后对图神经网络中出现的相关技术进行说明;最后对 Transformer 技术进行介绍。

3.2.1 细胞图生成相关技术介绍

随着细胞生物学概念的提出,越来越多的实验数据证明了细胞生物学的计算方法能够系统地模拟细胞网络的行为,并可以反映细胞之间的相互作用。在最基本的抽象层次上,细胞网络可以表示为数学上的图(graph)结构,图的节点即细胞的抽象表示,图的边即节点的各种类型的交互。例如,蛋白质相互作用(protein-protein interaction,PPI)网络是指蛋白质通过彼此之间的相互作用来参与如细胞周期调控、生物信号传递等生命过程的每个环节,通过系统地分析生物系统的蛋白质之间的相互作用关系,就可以了解生物系统中蛋白质的工作原理以及很多生理状态下的反应机制。对于 PPI 网络来说,其就可以使用无向图进行建模,图的节点就是蛋白质,如果两个蛋白质之间存在物理结合,就把这两个节点通过无向边连接,那么图的稀疏程度就可以反映出蛋白质之间的连接关系,通过分析图就可以得到 PPI 网络的潜在信息。此外,不仅仅是简单图,有些时候也需要对节点进行特征提取,作为图的权重进行进一步的分析。也就是说,将复杂的细胞网络表示为图,就可以使用易于理解的图理论概念系统地研究这些网络的拓扑结构和功能,这些概念可用于预测底层网络的结构和动态特性。

上述思想在组织学图像上也同样适用,细胞图的概念就是把包含细胞结构的组织学图像转换为图的形式,进而利用图的特征来模拟不同细胞与组织的微环境之间的关系[140-142]。在细胞图中,细胞核或者细胞簇被视为图中的顶点,它们之间的相互作用信号被视为图中的边。因此,为了把组织学图像转换为图,就需要分割出组织学图像中的细胞核,同时需要使用某种方式表示细胞核之间的相互作用信息。此外,为了使用细胞图充分地表示出组织学图像的形态学信息,还需要对细胞核的特征进行提取,表示出图中的节点特征。癌症病灶组织学图像及其对应的细胞图示例如图 3-2 所示,其中,图 3-2(a)是原始的病灶组织学图像,图 3-2(b)是提取出细胞核作为节点,并根据节点之间的相互作用力生成边之后得到的图结构,图 3-2(c)是将组织学图像转换为细胞图的直观表示。下面将从细胞核分割技术、图边配置技术以及节点特征提取技术 3 个方面来介绍细胞图生成的相关技术。

彩图 3-2

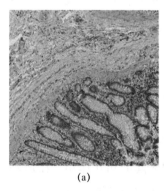
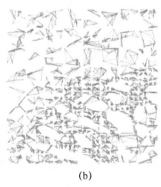
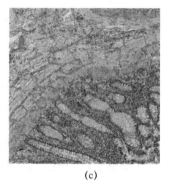

(a)   (b)   (c)

图 3-2　癌症病灶组织学图像及其对应的细胞图示例

1. 细胞核分割技术

对于细胞核实例分割任务来说,一些基于能量的方法(energy-based method),如分水岭算法(watershed algorithm)已经被广泛使用。Yang 等人[143]提出了一种新的基于数学形态学的标记控制分水岭算法,这种算法使用阈值分割来获取标记,可以有效地分割聚类细胞,同时减少过分割,最终完成细胞核实例的提取。但是在这种算法中,阈值化依赖细胞核和背景之间强度的一致差异,并不适用于比较复杂的图像,所以产生的结果往往并不可靠,因此 Cheng 等人[144]和 Veta 等人[145]对这种标记控制的分水岭算法进行了改进,Cheng 等人[144]使用了主动的边界来获得标记,Veta 等人[145]使用了很多形态操作来生成 energy landscape,这两种方法都需要依赖预定义的细胞核的几何形状来生成标记,最终的分割精度就与这个预定义的几何形状相关。为了克服这个问题,Ali 等人[146]设计了一种完全依赖 energy landscape 的方法,避免细化分水岭标记过程中产生的问题,他们将主动轮廓与细胞核形状建模结合起来,进一步获取细胞核的实例分割。

除了基于能量的细胞核分割方法外,随着深度学习在计算机视觉任务中表现得越来越优异,很多深度学习方法也被用于细胞核的实例分割。因为深度学习的方法可以自动提取图像中具有代表性的特征,所以这些方法比基于能量的方法表现得更好。受到 FCN[26]的启发,U-Net[2]已经广泛用于医学图像中的分割任务,并取得了不错的效果。U-Net 本质上是一个带有跳跃连接的编码器-解码器,这样可以融合低级别的信息,并且使用一个加权损失函数来帮助分割实例。但是 U-Net 不能准确地分割相邻的实例,并且对加权损失函数中预定义的参数高度敏感。为了增加算法的鲁棒性,Raza 等人[147]提出了 Micro-Net,它利用加权损失的增强网络体系结构对 U-Net 进行了扩展,以多种分辨率处理网络的输入,对于大小不同的细胞核具有很强的鲁棒性。此外,在 SAMS-NET[148]中,Graham 等人开发了一个对 HE 图像的染色变化具有鲁棒性的网络。

也有一些方法利用了网络中关于细胞核边界的信息,Chen 等人[149]提出了一个新的网络——DCAN,它使用了双结构,首先将细胞核簇和细胞核的边界输出为两个独立的预测图,然后在细胞核簇的预测图中减去细胞核的边界来实现实例分割。Cui 等人[150]提出了一个可以用于预测细胞核实例、细胞核边界和背景的网络,这个网络利用基于图像中像素相对位置的自定义加权损失函数,改善和稳定了细胞核和边界预测。Kumar 等人[151]使用深度学习方法标记细胞核和边界,使用区域生长的方法提取最后的细胞核实例。Khoshdeli 等人[152]先将边界预测作为网络的进一步输入,再进行分割细化。Zhou 等人[138]提出了 CIA-Net,这个网络是 U-Net 网络的一个变体,对 U-Net 的上采样阶段进行了较大的修改,通过将 CIA-Net 分成两个分支,即预测核和预测边界,同时学习核与边界两种语义信息,具有较高的分割准确率。Vu 等人[153]提出了 DRAN,这个网络采用了一种多尺度策略,结合细胞核和核边界来精确分割核。与以上几种方法都不同的是,Graham 等人[139]提出了一个可以同时进行细胞核分割和分类的网络 Hover-Net,其可以准确地分离聚簇核,在许多细胞核分割任务中的表现都较好。

2. 图边配置技术

由于在细胞图中,本章将细胞核之间的相互作用信号视为细胞图的边,以细胞核之间的欧几里得距离量化细胞核之间的相互作用,并且假设相邻的细胞更有可能相互作用,因此在进行图边配置时,只需要连接距离相对比较近的细胞核,形成图的边即可。

Keenan 等人[154]通过 Delaunay 三角化的方法来构造图中的边,他们通过对图像构件进行面向对象分析,利用核的位置信息构建 Delaunay 三角网格。Bilgin 等人[155]通过 KNN 来生成图中的边,在设置好邻居的个数之后,就可以根据节点间的欧几里得距离不断进行筛选。

3. 节点特征提取技术

在生成细胞图的过程中,除了进行细胞核的分割和边的配置外,还需要对细胞核的节点特征进行提取。

Zhou 等人[137]在其工作中提出了一种手工提取特征的方法,这种方法是利用 Python 中的图像处理的工具 skimage 对图像中细胞核表现出的特征进行提取,共提取出了平均核强度、平均前/背景差、核强度标准差、核强度偏度、核强度平均熵、非相似性梯度模态、均匀性梯度模态、能量梯度模态、ASM 梯度模态、偏心距、面积、最大轴长、最小轴长、周长、坚固度和方位这 16 个形态学特征。此外,他们也计算出了细胞核质心的坐标,作为细胞核的空间特征。Oord 等人[156]提出了一种叫作对比预测编码的无监督方法,这种方法可以从高维数据中提取有用的特征表示。Anand 等人[157]在他们的工作中使用了一个 VGG19-UNet 的核分割网络来提取细胞核的特征。

3.2.2 图神经网络相关技术介绍

对于自然图像这种欧氏空间数据来说,传统的深度学习方法在其特征提取及分析预测等功能上都表现出了较好的效果,但是在实际的生活场景中,很多数据都属于非欧氏空间数据,而这些传统的深度学习方法在非欧氏空间数据的处理上很难发挥作用。如图 3-3 所示,对于人与人之间的社交网络来说,使用图这种结构可以清晰地表示出社交网络的结构,但是图具有很多节点,每个节点又具有数量不等的相邻节点,在自然图像上很容易做到的一些重要操作(如卷积)在图上就不再适用。也就是说,图的复杂性使得传统的深度学习方法无法应用在这种结构上。

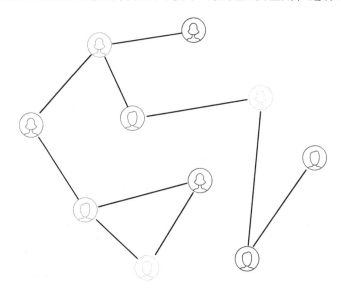

图 3-3　社交网络示意图

为了更好地处理这种非欧氏空间数据,研究人员从卷积网络出发,设计出了用于处理图数据的神经网络——图神经网络(GNN),本章的细胞图分类算法中实现的网络就是一种图神经网络。下面将介绍最近比较流行的图神经网络方法以及图池化技术。

1. 图神经网络方法

对于一些早期的图神经网络方法[158-160]来说,它们在处理非欧氏空间数据时,为了对邻居信息进行传播,往往会使用循环神经网络的方式,然而这种方式会导致昂贵的计算成本。因此,为了减少这些昂贵的计算成本,近几年的研究利用卷积的概念,提出了图卷积网络(graph convolutional network,GCN)的概念。

图卷积网络的目的是把卷积运算从传统数据推广到图数据,它的核心思想是学习一个函数映射,通过这个映射,图中的节点可以聚合它自己的特征与它的邻居特征来生成节点的新表示。图卷积网络是许多复杂图神经网络模型的基础,包括基于自动编码器的模型、生成模型和时空网络等。而 GCN 方法又可以分为两大类,即基于谱(spectral-based)的 GCN[161-163] 和基于空间(spatial-based)的 GCN[164-165]。基于谱的 GCN 从图信号处理的角度引入滤波器来定义图卷积,其中图卷积操作被解释为从图信号中去除噪声,Kipf 等人[163]在其工作中就提出了一种用于可扩展半监督学习的谱图卷积局部一阶近似。基于空间的 GCN 将图卷积表示为从邻域聚合特征信息,Hamilton 等人[165]就提出了一种新的图卷积神经网络——GraphSage,它引入了用于消息解析的聚合函数和提高大型图的可伸缩性的批处理训练策略。

除此之外,许多具有不同邻域聚合的 GNN 变体也已经被提出,并且这些 GNN 变体在许多任务(如节点分类、链接预测和图分类)中都取得了比较先进的性能。然而,新导航网络的设计主要是基于经验直觉、启发式和实验试错。目前,人们对网络的特性和局限性的理论认识很少,对网络表示能力的形式化分析也很有限。为了对网络的能力进行一个量化的评估,Xu 等人[166]提出了一个理论框架来分析 GNN 的表示能力,并在其工作中正式地描述了在学习表示和区分不同的图结构时,如何表达不同的 GNN 变量。Xu 等人表示可以使用 WL(Weisfeiler-Lehman,WL)测试来区分图,并指出如果 GNN 的聚合方案具有很强的表达能力,并且能够建模内射函数,那么 GNN 就可以具有与 WL 测试一样强的鉴别能力,因此图同构网络(graph isomorphism network,GIN)在其工作中被提出来。

2. 图池化技术

pooling 就是池化操作,对于 CNN 来说,pooling 只是对特征图的下采样(downsampling)。对于自然图像的 pooling 非常简单,只需给定步长和池化类型即可。但是对于图结构的池化会受限于非欧的数据结构,而不能简单地操作。因此,图池化就是要对图进行合理化的下采样,当图卷积网络的算法在节点层次运行时,图池化模块可以与图卷积层交错,将图粗化为高级子结构。

为了学习层次特征以更好地进行图级分类并降低计算复杂度,人们提出了不同的图池化方法来减小图的大小。Ying 等人[167]提出了差分池化(differential pooling,DIFFPOOL)的方法,利用另一个图卷积层生成每个节点的分配矩阵,最终形成一个密集的簇分配矩阵,但是该方法计算量较大。Gao 等人[168]和 Lee 等人[169]在其工作中设计了一个 top-K 节点选择过程,以形成下一输入层的诱导子图。它虽然有效,但可能会失去图结构信息的完整性,产生孤立的子图,从而阻碍后续层次的消息传递过程。Diehl 等人[170]通过收缩图中的边来设计池操作,但它的灵活性很差,因为它总是池化大约总节点的一半。Gao 等人[171]提出了一个无参数池化方案,该方案对图的同构是不变的。Ma 等人[172]在其工作中引入了一种基于图傅里叶变换的池化算子,该算子通过谱聚类控制池化比率,但耗时较长。Bianchi 等人[173]提出了 MinCutPool,这是一种表现较好的谱聚类方法。

此外,还有一些方法可以执行全局池化。Vinyals 等人[174]提出了 Set2Set,它通过 LSTM 对信息进行聚合,实现了全局的池化操作。Zhang 等人[175]提出了 DGCNN,它根据特征图的最后一个通道对图进行池化,特征图中的值按照降序排序。Defferrard 等人[162]和 Rhee 等人[176]在其工作中提出了基于图拓扑的池化操作,采用了 Graclus 方法[177]作为池化模块。

3.2.3　Transformer 相关技术介绍

Transformer 最初是被 Vaswani 等人[178]提出的用于机器翻译的方法,目前它已经成为许多自然语言处理任务采用的最先进的方法之一。一些比较大型的基于 Transformer 的模型通常首先在大型语料库上进行预训练,然后再根据现有的任务进行微调。Devlin 等人[179]在其工作中提出了 BERT,它使用了一个降噪的自我监督的预训练任务。Radford 等人[180]在其工作中使用了 GPT 的相关技术,使用语言建模作为其预训练任务。

Transformer 中对自注意力机制(self-attention)的要求需要每个像素对其他像素进行处理,如果使用像素的代价太高,那么在输入图像时就不能按照实际的输入大小进行缩放。因此,为了将应用在 NLP 任务上的 Transformer 技术应用在图像处理上,学者们又提出了很多改进的 Transformer 方法。Parmar 等人[181]在其工作中表明,使用 Transformer 查询像素的时候,应该只将自注意力应用于局部领域,而不是全局领域,这种局部多头点积自注意力块可以完全取代卷积方法[182]。在其他的工作中,Child 等人[183]提出了 Sparse Transformer,采用了可扩展的全局自注意力机制来关注近似,以便适用于图像。另外,扩大注意力的方法还有在不同大小的块中应用注意力,如 Weissenborn 等人的工作[184]。这些专门的注意力架构在计算机视觉任务上显示出了很有前景的结果,但需要复杂的工程才能在硬件加速器上有效地实现。此外,也有很多工作将自注意力机制与卷积神经网络相结合,Bello 等人[185]在其工作中通过增加特征图来进行图像分类,使用自注意力结合 CNN 得到的输出结果也可以被更进一步地处理,以用于对象检测[185-186]、视频处理[187-188]、无监督对象的发现[189]、图像分类[190]等任务。此外,Chen 等人[191]在其工作中提出了 iGPT 模型用于图像的分类,该模型在降低图像分辨率和颜色空间后,将 Transformer 应用于图像像素,这个模型以非监督的方式作为生成模型进行训练,结果表示可以微调或线性探索分类性能,在 ImageNet 上可以达到 72% 的最高精度。在 iGPT 模型的基础上,VIT[192]模型在图像分类任务上达到了更高的精度。也正是基于这些 Transformer 模型中的自注意力机制及其在图像分类任务上的优异表现,本章考虑把 Transformer 融合进图神经网络中,来提高图分类的准确率。

3.3 方 法

3.3.1 细胞图生成算法

为了准确地对前列腺癌的组织学图像进行分级,必须充分地利用组织学图像中的形态学信息,所以本章对组织学图像进行建模,把其抽象成细胞图。在生成组织学图像对应的细胞图时,本章选取细胞核作为细胞图中的节点,在生成图的过程中,对细胞核进行特征提取时,大部分方法只是简单地观察计算它的表型特征,如细胞核的周长、面积等,并不能完全反映出细胞核的所有信息,这会导致对细胞图的分析存在很大的偏差。因此,本章提出了一个新颖的细胞图生成算法,它解决了以上问题,在开源数据集上的实验也表明,本章提出的细胞图生成算法是有效的。

1. 算法设计

下面将介绍细胞图生成算法的整体设计。这个算法充分利用了前列腺癌组织学图像中的形态学信息,算法的输入是前列腺癌的组织学图像,输出是该图像对应的细胞图(以邻接矩阵的形式存储)以及提取出的节点特征。细胞图生成算法的整体框架如图 3-4 所示,需要实现以下 4 个关键步骤。

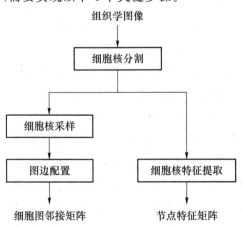

图 3-4 细胞图生成算法的整体框架

① 为了把组织学图像转换成图这种数据结构,需要在组织学图像中定义某种结构作为图中的节点。在以往的研究工作中,一般会选用细胞核、细胞或细胞簇作为图的节点,选取的节点的粒度越小,构造出图之后体现出的形态学信息就越丰富。因此,选取组织学图像中的细胞核作为将要生成的细胞图的节点,在细胞图生成算法的整体框架中,要做的第一步操作就是进行细胞核分割。

② 一张组织学图像中含有非常多的细胞核,无法把这些细胞核全部作为细胞图的节点进行下一步的计算。由于相邻的细胞核之间的特征也存在一定的相似性,因此也不需要把全部的细胞核都作为细胞图的节点,而需要完成细胞核采样的操作,获取具有代表性的细胞核作为细胞图的节点。

③ 得到细胞图中的节点之后,下一步就是获取细胞图中的边,也就是进行图边配置。在细胞图的相关工作中,一般认为距离越近的细胞核之间越容易相互影响,也就越容易生成边,本章就通过计算细胞核之间的欧几里得距离来生成边。本章对前列腺癌组织学图像进行细胞图生成算法框架的左边支路的运算之后,可以生成组织学图像对应的细胞图,使用邻接矩阵的形式进行表示。

④ 单纯的细胞图只能以图的形式表示出组织学图像中的形态学架构信息,为了能更充分地利用图像中的其他形态学信息,还需要对细胞核的特征进行提取,并将其作为节点特征。同样的,节点特征也以矩阵的形式存储。

在设计出细胞图生成算法的整体框架之后,就需要进一步设计框架中每一步需要使用的技术。具体的技术设计如图 3-5 所示。

在细胞核分割部分,需要尽可能地完成对细胞核的准确分割。近几年,在细胞核分割任务中,表现较好的是 Graham 等人[139] 提出的 Hover-Net,它不仅可以准确地分割出细胞核的边界,还可以对细胞核的种类进行分类。因此,在细胞核分割部分,本章选用 Hover-Net 作为细胞核分割网络。对细胞核进行准确分割,就可以获得细胞核的中心坐标,其就是图中节点的坐标。

为了从分割出的细胞核中获取到具有代表性的细胞核作为节点,需要进行细胞核采样。由于最远点采样(farthest point sampling,FPS)能够使选到的节点足够分散,并且能够覆盖到所有的节点,因此本章使用 FPS 的方法来实现细胞核采样。

本章认为距离越近的细胞核之间存在的相互作用力越大,就越容易形成边,因此首先需要计算细胞核之间的欧几里得距离。同样的,本章认为距离过远的细胞核之间不会存在边,因此只需要找到距离某个细胞核较近的其他几个细胞核,并把它们相连就可以得到边。所以,在图边配置部分,本章使用 KNN 算法生成边,在得到节点和边之后,就可以使用邻接矩阵表示出细胞图。

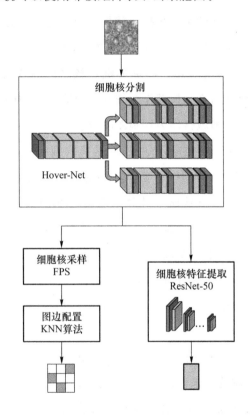

图 3-5　细胞图生成算法的具体技术设计图

本章选用深度学习方法更充分地提取细胞核的特征。ResNet-50 网络的层数较多,表达能力较强,并且其中存在一些残差结构,解决了网络退化的问题,在特征提取上已经被广泛使用。因此,在细胞核特征提取部分,本章使用了 ResNet-50 网络,对最终提取出的细胞核特征也使用矩阵的形式进行存储。

通过以上处理,本章就可以得到前列腺癌组织学图像的细胞图,为了方便理解,本章将生成的细胞图覆盖到原有的组织学图像上,得到的可视化结果如图 3-6 所示,图 3-6(a)是正常级别的病灶组织学图像,图 3-6(b)是低级别的病灶组织学图像,图 3-6(c)是高级别的病灶组织学图像。

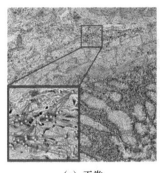 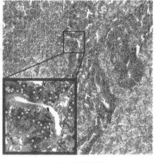 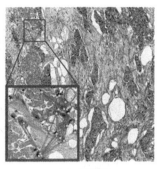

　　　　　(a) 正常　　　　　　　　　　　(b) 低级别　　　　　　　　　　(c) 高级别

图 3-6　不同级别的病灶组织学图像对应的细胞图

彩图 3-6

2. 细胞核分割

　　本章在细胞核分割部分采用的网络是 Hover-Net[139]，Hover-Net 是近几年中表现较好的核分割网络，图 3-7 所示为它的网络结构图，该网络利用核像素与其质心的垂直和水平距离来分离聚集的细胞，从而得到精确的分割，特别是在重叠的区域。对于每个分段实例，网络通过一个专门的上采样分支预测核的类型。该网络由 3 个并行分支组成，用于 3 个不同的任务。其中，核像素分支可以用来预测一个像素是属于核还是属于背景，Hover 分支用于预测核像素到其质心的水平距离和垂直距离，核分类分支用于预测每个像素上细胞核的类型。具体来说，核像素分支和 Hover 分支共同实现细胞核的实例分割，核分类分支通过聚合每个实例中的像素级核类型预测来确定每个核的类型。Hover-Net 可以同时进行细胞核的分割和分类，便于从前列腺癌的组织学图像中提取出更多的信息，因此本章将 Hover-Net 作用于前列腺癌的组织学图像来准确地识别出细胞核。

　　为了准确地分割出前列腺癌组织学图像中的细胞核，本章首先将含有细胞核标注信息的开源组织学图像数据集 PanNuke 作为辅助数据集，使用 PanNuke 数据集原图和它的包含细胞核的 groundtruth 在 Hover-Net 上训练出细胞核分割模型，然后使用 UZH 数据集作为测试集，就可以根据这个细胞核分割模型分割出这两个数据集的细胞核。

　　图 3-8 为 PanNuke 数据集的原图及其包含细胞核 groudtruth 的图。

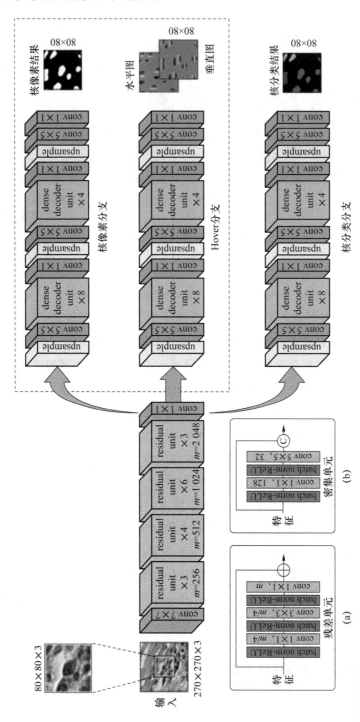

图 3-7 Hover-Net 的网络结构图

彩图 3-7

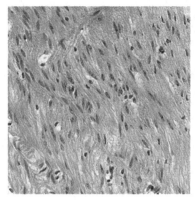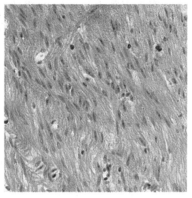

彩图 3-8

图 3-8　PanNuke 数据集的原图(左)及其包含细胞核 groundtruth 的图(右)

图 3-9 为 UZH 数据集的原图和 Hover-Net 模型分割出的细胞核图。

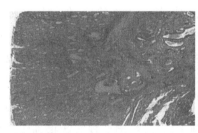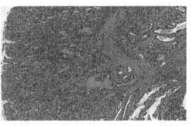

彩图 3-9

图 3-9　UZH 数据集的原图(左)和 Hover-Net 模型分割出的细胞核图(右)

3. 细胞核采样

由于分割出的细胞核数量巨大,并且临近的细胞核之间存在很大的相似性,没有必要也无法把全部的细胞核作为图的节点,所以需要对细胞核进行采样,选取出具有代表性的节点。

为了减少细胞核的总数量,本章使用了 FPS 算法。在进行节点采样时,首先设置一个节点采样比例 sampling_ratio,本章设置这个节点采样比例的值为 0.5,从而计算出需要采样的节点数。从原始的节点数量 node_number 中,使用 FPS 算法获取到 node_number × sampling_ratio 个节点,这些就是后续进一步使用的节点。

4. 图边配置

在细胞图的定义中,细胞核之间的潜在信息被视为边。本章使用细胞核之间的欧几里得距离来表示细胞节点之间的相互作用,同时本章假设距离更近的细胞核之间的相互作用力更强,也更容易形成边,所以本章使用 KNN 算法,把每个细胞核和与它最邻近的 k 个细胞核连接起来,形成一条边。然而这个方法存在一个问题,如果某个细胞核离它周边所有的细胞核都非常远,根据这个边生成的方法,仍然会生成 k 条边。因此,为了进一步约束边形成的条件,本章设置了一个边长的最大值 d_{max},对于细胞图中的节点 i 和节点 j 来说,只有当节点 j 是节点 i 的最邻近的 k 个细胞核之一,并且节点 i 和节点 j 之间的欧几里得距离小于 d_{max} 时,才认为这两个节点之间存在边。得到了图中的节点和边之后,就可以使用邻接矩阵 $A[i,j]$ 存储细胞图的节点和边的信息,这个过程可以使用公式表示为

$$A[i,j] = \begin{cases} 1, & j \in KNN(i) \text{ 且 } D(i,j) < d_{max} \\ 0, & \text{其他} \end{cases} \tag{3-1}$$

5. 细胞核特征提取

虽然一些现有的机器学习方法可以用来对细胞核的表型特征(如细胞核的周长、面积等)进行提取,但是这些特征都无法完全反映出细胞核的更多潜在信息,因此为了更全面地获取细胞核的特征,本章提出了一种基于深度学习的自动化提取细胞核特征的方法。

病灶的组织学图像中通常会包含多个种类的细胞核,如上皮细胞核、肌肉细胞核等,但是这些图像中大都没有具体的细胞核种类的标注,因此现有数据训练的模型可能由于组织学图像的巨大变化而不能泛化未知数据。而且,即使对现有的数据进行了核标记,但在一幅组织学图像中,大量不同的核常常聚在一起,这使得为一幅图像分配一个标记用于模型训练是不可能的。因此,本章选择 ResNet-50 作为核特征提取器,先使用含有多器官细胞核标注的公开数据集 PanNuke 对模型进行预训练,学习到细胞核的一般抽象特征,再使用目标数据集对模型进行微调。

首先需要训练进行细胞核特征提取的模型,在进行了细胞核分割之后,就可以得到细胞核的中心像素坐标,然后以此坐标为中心,从大小为 64×64 像素的图像块中裁剪出每个细胞核。如果细胞核的长度或者宽度大于 64 像素,就裁剪出整个细胞核,而不仅仅是 64×64 像素。因为不同种类的细胞核经常聚集在一起,所以当一个图像块中存在多种种类的细胞核时,就屏蔽掉与中心种类不同的细胞核,来确保单个图像块中只存在一类细胞核,从而避免训练过程中对网络的混淆作用。对于这些图像块的处理过程如图 3-10 所示。

彩图 3-10

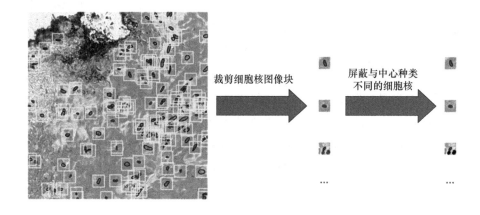

图 3-10 相同种类的细胞核图像块的提取

本章一共提取到了 24 332 个这样的图像块,并把这些细胞核图像块以 9∶1 的比例分成训练集和测试集,得到了 21 899 个图像块用于训练、2 433 个图像块用于测试,并进一步使用 ImageNet 预先训练的 ResNet-50 作为本章的特征提取器,利用上述裁剪后的核块对模型进行微调。同时,本章对 ResNet-50 网络进行了细微的调整,移除了 ResNet-50 网络中的第一个最大池化层,这是因为输入图像尺寸太小了(只有 64×64 像素)。此外,在多层感知器(multilayer perceptron,MLP)之前的输出特征将被用作核心特征,因为这些特征是更加线性可分的。最后,通过全局平均池化实现了无参数通道降维,由于其他相关工作(如 CGC-Net[137])手工提取了 16 个形态学特征,并结合核位置的空间特征,共得到了 18 个特征,为了便于和这些工作进行对比,本章同样提取了 16 个形态学特征,并结合空间特征,最终得到了 18 个特征。

3.3.2 细胞图分类算法

近年来,越来越多的数据都可以抽象成图的表示形式,例如,电子商务中的一些数据可以抽象成用户和商品之间的图,化学中的一些分子之间的关系也可以抽象成图,在 3.3.1 节中我们把前列腺癌的组织学图像抽象成了细胞图的形式。然而,图数据的复杂性对现有的机器学习算法提出了很大的挑战,一些传统的神经网络不能很好地作用于图的数据,想要在前列腺癌组织学图像的细胞图上进行图分类,就需要借助于图神经网络。本章提出了一个新的多层次图神经网络——HAT-Net 进行细胞图的分类,这个网络是一个多层次的网络,融合了用于读取数据的图神经网络模块、图池化模块以及 Transformer 模块，最终通过图分类模块来实现细胞图的分类。具体来说，首先，以 3.3.1 节生成的细胞图邻接矩阵数据和细胞核特征提取数据为输入，读取图数据之后，把高维稠密的矩阵映射为低维稠密的向量，捕捉图的拓扑结构、图中节点之间的关系等；其次，像普通的神经网络中池化层的作用一样，数据传输到图池化模块进行下采样，以减少下一层中需要处理的数据量；再次，使用 Transformer 模块来学习节点的长距离特性；最后，通过 MLP 对图分类的结果进行输出，得到前列腺癌组织学图像的分级信息。受图像标注的限制，本章在 CRC 数据集和 Extended CRC 数据集上进行了大量实验，并且将提出的细胞图分类算法与其他先进的算法进行了对比，验证了它的有效性。

1. 算法设计

本节将介绍细胞图分类算法的设计，首先介绍出现在本节中的符号及其定义，然后介绍细胞图分类算法的框架。

（1）符号及其定义

给定一个图 $G=(V, E)$，其中 V 表示节点的集合，E 表示边的集合。用图邻接矩阵 $A \in \mathbb{R}^{n \times n}$ 来描述图中节点和边的关系。用矩阵 $h \in \mathbb{R}^{n \times d}$ 来描述从细胞核处提取到的节点特征，其中 n 表示节点的个数，d 表示节点的特征维度。用 $A_i \in \mathbb{R}^{n_i \times n_i}$ 和 $h_i \in \mathbb{R}^{n_i \times d_i}$ 分别表示第 i 层的图邻接矩阵和第 i 层的节点特征矩阵。对于每层降维之后的邻接矩阵，用 $S_i \in \mathbb{R}^{n_i \times c_i}$ 来表示，其中，c 表示降维之后的维度。对于节点 u，用 $h^i(u)$ 表示嵌入第 i 层的节点，用 $N(u)$ 表示 u 的邻域节点集。另外，用 MSA 表示多头注意力机制（multi-head attention），用 LN 表示层归一化（layer normalization）[193]。

（2）算法框架

细胞图分类算法以 3.3.1 节中生成的细胞图数据为输入，对输入进行分类，期望得到细胞图的准确分类结果。本章设计的细胞图分类算法的框架如图 3-11 所示。

- 以细胞图邻接矩阵和节点特征矩阵为输入，在邻接矩阵的存储空间中，随着节点个数的增加，所需的存储空间就会呈指数级增长。因此，首先使用图神经网络对矩阵信息进行读入，使用向量的形式表示出图。

- 同普通的深度神经网络类似，在进行分类任务时，需要使用池化模块进行下采样。因此，在这个图分类网络中，也需要加入图池化模块，对图的特征进行聚合。

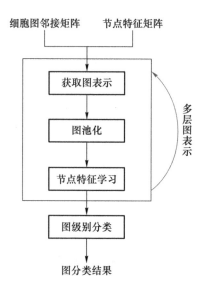

图 3-11　细胞图分类算法的框架

- 与此同时,还需要不断学习图中节点的特征,以此来提高图分类的精度。

- 在深度学习网络中,网络的深度对于结果有一定的影响。因此,本章拟设计一个多层次的神经网络,并通过一些多层图表示方法对多个层次之间的数据进行融合。

- 在网络的最后一层接入分类层,就可以完成图级别的分类,最终输出图分类的结果。

在设计出细胞图分类算法的框架之后,进一步设计每一步需要的具体技术。图 3-12 展示了本章设计的用于细胞图分类的多层次图神经网络 HAT-Net。

- 在读取图数据来获取图表示时,希望在保留图的拓扑结构和节点数据的同时,将邻接矩阵转换成低维的向量空间,图神经网络（graph neural network,GNN）可以很好地完成图表示,因此本章使用 GNN 的方法对图进行读入。此外,由于非欧氏空间中的图存在图同构问题,而图同构网络（GIN）[166] 可以利用图嵌入解决这个问题,因此本章使用了 GIN 这种图神经网络实现图的读入。

- 由于图中的初始节点的数量很多,为了完成最后的图分类,需要对图的全局信息（包括节点和边）进行聚合,因此本章引入了图池化模块来进行这个操作。近几年表现比较好的图池化策略是 MinCutPool[173],其在有监督和无监督的任务中均展现了不错的性能,因此本章使用 MinCutPool 来实现

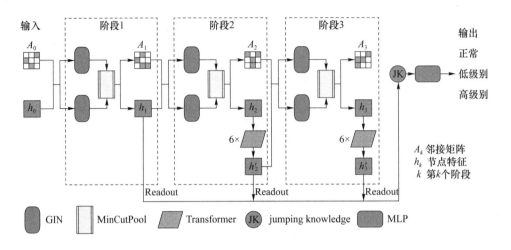

图 3-12　HAT-Net 的详细设计图

图池化操作。

- 在上述采用的图神经网络中,相邻较近的节点之间的特征比较容易相互学习,为了学习到远距离的节点特征,本章在网络中添加了 Transformer[192] 模块,将其应用在节点特征矩阵上。

- 受到 Zhou 等人[137]的工作 CGC-Net 的启发,本章也设计了一个三阶段的图神经网络,在每一阶段中都加入了 GIN 和 MinCutPool 等模块,并对这三阶段的结果进行融合。本章采用了 jumping knowledge 技术,其中的跳跃连接便于向量的自适应选择性聚集,可以更好地对多层图进行表示。

- MLP 可以映射一组输入向量到一组输出向量,一般在神经网络中被用于分类。同样的,本章在图神经网络的最后加入了 MLP 模块来实现图级别的分类。

2. 获取图表示

对于设计的 HAT-Net 来说,输入是经过细胞图生成算法处理得到的用于表示细胞图的邻接矩阵 $A \in \mathbb{R}^{n \times n}$ 和从细胞核提取到的节点特征矩阵 $h \in \mathbb{R}^{n \times d}$,对于这些图的表示,要做的第一步就是读取这些矩阵中蕴含的向量信息,并且需要使这些向量空间尽可能地具有更加灵活和丰富的计算方式,因此首先需要实现基础的 GNN 作为整个网络的 backbone,将使用高维稠密矩阵表示的图数据映射为低维稠密向量。此外,读取图数据有两种方式:一种是节点嵌入,用于对节点进行分类或对节点相似度进行预测;另一种是图嵌入,用于整个图级别(graph-level)上的预

测。由于目标是对整个细胞图进行分类,因此需要使用图嵌入的方式。不同的
GNN 具有不同的区分图的能力,能否正确地区分两个不同的图的关键就是 GNN
是否能够将不同的图映射到不同的嵌入(embedding)空间,也就是说,对于同构图
来说,希望它们的 embedding 相同,对于异构图来说,希望它们的 embedding 不同;
此外,强大的 GNN 还能够捕获图之间的相似性,可以把相似的图映射到相似的
embedding 空间中。因此,在 GNN 模块,本章选用了具有很强的同构图识别能力
的 GIN[166] 来学习细胞图的结构特征。首先,为了计算第 i 层的节点 u 的特征矩阵
$h^i(u)$,就需要第 $i-1$ 层的节点 u 的特征矩阵 $h^{i-1}(u)$ 以及第 i 层的节点 u 的所有
邻域节点的特征矩阵 $h^i(v)$,其中 $v \in N(u)$,计算过程如下:

$$h^i(u) = \text{MLP}\Big(h^{i-1}(u) + \sum_{v \in N(u)} h^i(v)\Big) \tag{3-2}$$

得到了节点嵌入的特征矩阵 $h^i(u)$ 之后,就可以对这些节点嵌入的矩阵进行聚合,
进而得到整个图嵌入的特征矩阵 h^i,整个计算过程如下:

$$h^i = \text{CONCAT}\Big(\sum_{u \in G} h^i(u) \,\big|\, i = 0, 1\Big) \tag{3-3}$$

通过上述公式的处理,就成功得到了每一层中节点特征的嵌入矩阵。

3. 图池化

对于图分类任务来说,图结构在前传的时候会进行下采样,最后聚合到一个点
的特征,这样就可以将其输入 MLP 中,进而通过 softmax 完成最后图级别的分类。
因此,在图分类任务中,需要通过图池化模块对图进行合理化的下采样,也就是说,
需要不断减少图中的节点和边的数量,以减小邻接矩阵和特征矩阵的尺寸。目前
在 GNN 中,一种常用的在图上寻找强连通群体的聚类技术是谱聚类(spectral
clustering,SC)技术,它可以实现聚合属于同一簇的节点的池操作,在这种谱聚类
技术中,MinCutPool[173] 表现较好,本章将 MinCutPool 作为图池化模块使用在
HAT-Net 网络中。

对于节点的特征矩阵 h^i 和整个图的邻接矩阵 A^i 来说,都需要使用
MinCutPool 进行下采样,为了获得第 i 层下采样后的特征矩阵 h^i,需要使用上一
层得到的嵌入特征矩阵 h^{i-1} 以及上一层降维之后的特征矩阵 S^{i-1},计算公式如下:

$$h^i = \text{softmax}(S^{i-1})^{\text{T}} \cdot h^{i-1} \tag{3-4}$$

为了获得第 i 层下采样后图的邻接矩阵 A^i,需要使用上一层得到的邻接矩阵 A^{i-1}
以及上一层降维之后的特征矩阵 S^{i-1},计算公式如下:

$$A^i = \text{softmax}(S^{i-1})^{\text{T}} \cdot A^{i-1} \cdot \text{softmax}(S^{i-1}) \qquad (3\text{-}5)$$

在获得了下采样之后的邻接矩阵和特征矩阵之后,可以将这些数据进一步传到下一层再次进行上述的嵌入和池化操作,最终得到可以输入 MLP 层的数据。除了邻接矩阵和特征矩阵之外,MinCutPool 还会输出两种损失函数,即正交损失(orthogonality loss)和 minCUT 损失(minCUT loss),但是在本章的网络中并没有使用这两种损失函数,感兴趣的读者可以参考 Bianchi 等人[173]的工作。

4. 节点特征学习

由于传统的 GNN 算法对细胞图进行分类时采用了递归聚合方案,因此每个节点只能聚合 k 跳(k-hop)内的领域特征,这就导致 GNN 很难对远距离特征进行建模。为了克服这个缺点,本章把 Transformer 模块集成到了 HAT-Net 网络中。Transformer 是一种避免循环的模型结构,它依赖注意力机制对全局依赖关系进行建模,Transformer 中用到的注意力机制被称为自注意力(self-attention)机制,通过自注意力机制,Transformer 可以产生更具解释力的模型。HAT-Net 中的第二阶段和第三阶段集成了 Transformer 模块,不在第一阶段中加入 Transformer 模块的原因是,初始的细胞图的节点数量太多,若在第一阶段加入 Transformer 模块则无法对其进行处理,因此本章只能在进行了图池化之后的两个阶段中集成 Transformer 模块。通过 Transformer 模块中的自注意力机制,细胞图中的节点可以注意到离它较远的节点的特征。在每一层的 Transformer 模块中,可以对节点的特征矩阵不断地进行计算,对新的特征矩阵的计算如下:

$$h'_{l+1} = \text{MSA}(\text{LN}(h_l)) + h_l \qquad (3\text{-}6)$$

$$h_{l+1} = \text{MLP}(\text{LN}(h'_{l+1})) + h'_{l+1} \qquad (3\text{-}7)$$

在第二阶段和第三阶段中,本章将 6 个 Transformer 层堆叠在一起,来提高节点特征的注意力。

5. 多层图表示

对于多层网络 HAT-Net 来说,在每一个阶段通过不同的模块获取了处理过的特征矩阵和邻接矩阵后,还需要融合不同层次的结果,来获得对每一层更精准的表示。因此,为了自适应地融合不同层次的图表示,本章先使用 max 的读出方法来获取每一层图池化下采样后的图邻接矩阵表示,再将这三层的图表示连接在一起作为多层图表示。除此之外,对于 GIN 来说,需要对在这个图同构网络中的每一跳里蕴含的特征表示进行多层融合,而原本的 GIN 中并没有将每层获得的信息独立地表示出来,因此受到 JK-Net[194] 的启发,本章将 GIN 的不同 hop 的特征表示都汇集起来,并且在最终的聚合层进行聚合,进而获得更多的节点特征信息。在 HAT-Net 中,本章使用了连接(concatenation,cat)、最大池化(max pooling,max)、加权连接(weighted summation,lstm)三种聚合方式对信息进行聚合。对于连接这种聚合方式,计算方式如下:

$$h_v^{T+1} = h_v^1 \| \cdots \| h_v^T \tag{3-8}$$

其中,h 表示特征矩阵,v 表示图中的节点,T 表示迭代的序号,也就是 hop 的序号。对于最大池化这种聚合方式,计算方式如下:

$$h_v^{T+1} = \max(h_v^1, \cdots, h_v^T) \tag{3-9}$$

对于加权连接这种聚合方式,计算方式如下:

$$h_v^{T+1} = \sum_{t=1}^{T} \alpha_v^t h_v^t \tag{3-10}$$

其中,α_v^t 表示注意力系数,是从双向 LSTM 中计算得到的。这三种不同的聚合方式会对网络的最终结果产生一些影响,具体的影响会以消融实验的形式在实验分析中体现。

6. 图级别分类

在得到 HAT-Net 中的多层图表示之后,可以把这个多层图表示输入 MLP 层,并将输出连接到线性层(linear layer)进行分类预测,预测结果以 out 来表示,获得预测结果的具体公式如下:

$$\text{out} = \max(h_1) \| \max(h_2) \| \max(h_3) \tag{3-11}$$

此外,在线性层之后获得了交叉熵损失(cross-entropy loss),后续会把交叉熵损失用于图神经网络模型的训练中。

3.4 实 验 分 析

3.4.1 细胞图生成算法实验结果分析

1. 实验数据集

受开源数据集标注信息不同的影响,本章使用了一个前列腺癌组织学图像的公共数据集 UZH[195] 和三个结直肠癌的组织学图像的公共数据集——CRC（colorectal cancer）数据集[135]、Extended CRC（extended colorectal cancer）数据集[134]和 CoNSeP（colorectal nuclear segmentation and phenotypes）数据集[139]。UZH 缺乏像素级标注，无法直接用于算法评估，因此本章会在 CRC 数据集和 Extended CRC 数据集上进行细胞图的生成和进一步的分级操作，CoNSeP 数据集只是起到协助分析的作用。

UZH 数据集是一个前列腺癌症分级数据集，包括来自 71 个前列腺组织样本队列的 5 个组织微阵列（TMA）图像，每个样本包含 200～300 个斑点，总共 886 个图像，大小为 3 100×3 100 像素，并用像素级 Gleason 分级标签注释。Gleason 分级从 1 到 5，图 3-13 为 UZH 数据集的示意图。

彩图 3-13

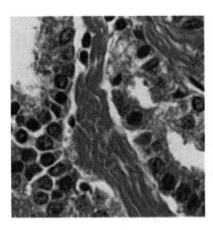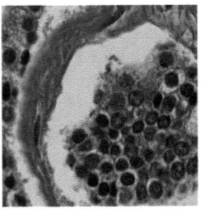

图 3-13　UZH 数据集的示意图

CRC 数据集由很多大小为 4 548×7 548 像素的非重叠图像组成，放大倍数为 20 倍。每个图像都被专业的病理学家标记为正常组织（normal）、低级别肿瘤（low grade）或高级别肿瘤（high grade）。为了获得这些图像，Awan 等人[135]使用了 38 张经 HE 染色的 CRA 组织切片的数字化 WSIs。所有的 WSIs 均取自不同的患者，共提取 139 张平均尺寸为 4 548×7 520 像素的组织学图像，其中包括 71 张正常级别的图像、33 张低级别的图像以及 35 张高级别的图像。图 3-14 为 CRC 数据集的示意图。

彩图 3-14

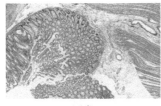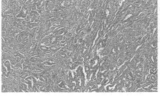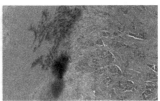

| 正常 | 低级别 | 高级别 |

图 3-14　CRC 数据集的示意图

Extended CRC 数据集是现有 CRC 数据集的扩展,它由 300 张大于 4 548×7 548 像素的非重叠图像组成,以 20 倍的放大倍数提取。每个图像由专业病理学家标记为正常组织、低级别肿瘤或高级别肿瘤。为了获得这些图像,Shaban 等人[134]使用了 100 多个用 HE 染色的 CRA 组织切片的数字化 WSIs。所有 WSIs 均取自不同的患者,共得到有 300 张平均尺寸为 5 000×7 300 像素的组织学图像,其中包括 120 张正常级别的图像、120 张低级别的图像以及 60 张高级别的图像。图 3-15 为 Extended CRC 数据集的示意图。

彩图 3-15

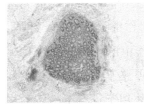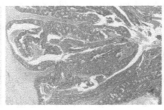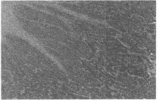

| 正常 | 低级别 | 高级别 |

图 3-15　Extended CRC 数据集的示意图

CoNSeP 数据集共有 41 张平均尺寸为 1 000×1 000 像素的组织病理学图像,这个数据集不仅有细胞核分割的边界标注,还有 7 个划分好的细胞核种类,这 7 个种类分别是其他(other)、炎症(inflammatory)、健康上皮(healthy epithelial)、发育不良的/恶性上皮(dysplastic/malignant epithelial)、成纤维细胞(fibroblast)、肌肉(muscle)、内皮(endothelial),共 24 319 个细胞核。在提出这个数据集的论文中,Graham 等人[139]把健康上皮和发育不良的/恶性上皮合并为一类(上皮,epithelial),把成纤维细胞、肌肉和内皮合并为一类(纺锤状,spindle-shaped),最终得到了其他、炎症、上皮和纺锤状 4 类细胞核,这种处理方式是可行的。图 3-16 为 CoNSeP 数据集的示意图。

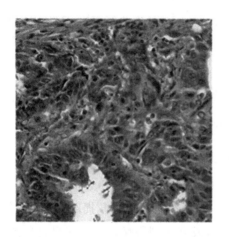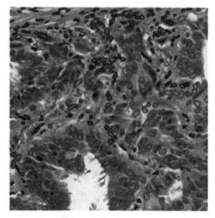

图 3-16　CoNSeP 数据集的示意图（不同颜色表示不同的细胞核种类）

　　在获取到这些源数据之后，首先对这些数据进行了数据预处理。由于 UZH 数据集、CRC 数据集和 Extended CRC 数据集中的图像分辨率都非常高，每张组织学图像中包含的形态学信息都太多，所以本章参考了一些以往的工作（如 CGC-Net[137]、CA-CNN[134] 等），对

彩图 3-16

这些组织学图像首先进行分块操作，为了方便比较本章的工作与相关工作的先进性，本章把块的大小也设置为 1 792×1 792 像素，和这些工作中分块的大小相同。对于 CRC 数据集来说，本章使用了 Zhou 等人[137] 在其工作中已经切分好的 CRC 数据集图像块，得到了 10 500 张正常级别的图像块、10 500 张低级别的图像块和 10 500 张高级别的图像块，共 31 500 张图像块，这些图像块用于进行下一步的操作。对于 Extended CRC 数据集来说，如图 3-17 所示，本章设置步长为 224，使用滑动窗口的方法切分出大小为 1 792×1 792 像素的图像块，最终得到了 43 829 张正常级别的图像块、48 241 张低级别的图像块以及 22 173 张高级别的图像块，共 114 243 张图像块。

　　本章使用 CoNSeP 数据集作为细胞核分割的训练数据和细胞核特征提取的训练数据。对于细胞核分割任务，由于 CoNSeP 数据集本身已经有了细胞核分割的标注，所以不需要做更多的预处理。对于细胞核特征提取任务，想要提取出细胞核的特征，需要先把 CoNSeP 数据集中不同种类的细胞核提取出来。然而，CoNSeP 数据集中的这 7 个类别存在严重的数据不平衡问题，例如，发育不良的/恶性上皮类别的细胞核数量是内皮类别的细胞核数量的 100 倍。为了缓解这个数据不平衡的问题，本章参考了 Graham 等人[139] 的工作，将 CoNSeP 数据集中相似的细胞核类别进行合并,将健康上皮类别和发育不良的/恶性上皮类别合并为上皮类别,将成纤维细胞类别、肌肉类别和内皮类别合并为纺锤状类别,并且丢弃掉没有实际意义的其他类别(其他类别的数量约为其他几种类别的 1/10),最终得到了 3 类细胞核:上皮(5 537 个)、纺锤状(5 706 个)和炎症(3 941 个)。后续对细胞核进行特征提取都是基于已经预处理过的这 3 类细胞核进行的。

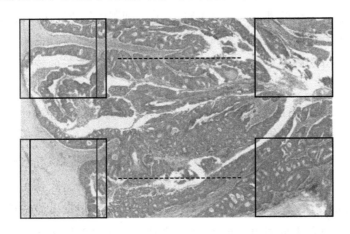

彩图 3-17

图 3-17　Extended CRC 数据集切分的滑动窗口示意图

2. 实验设置

在细胞图生成算法的实验中,为了生成细胞图,本章对病灶的组织学图像做了很多处理,因此每一步中的实验设置都不同。

在使用 Hover-Net 网络对细胞核进行分割时,本章使用了 1.12.0 版本的 TensorFlow-GPU 深度学习框架,并在配备 NVIDIA GeForce RTX 3090 GPU 的服务器上进行训练。

在提取细胞核特征时,需要先切分出包含细胞核的图像块,再使用 ResNet-50 网络对图像块中的特征进行提取。因此,本章使用了 skimage(scikit-image)工具里的很多函数把图像当作 numpy 数组进行处理,并使用了 PyTorch[196] 深度学习框架训练了 ResNet-50 网络的模型进行特征提取。

在代表性节点采样以及生成图的边的时候,本章利用了 PyTorch 的图神经网络库 torch_geometric,直接调用这个图神经网络库中的函数对细胞图进行存储。

3. 实验过程及结果

由于生成细胞图是为了将其输入图分类网络中,所以本章以最终病灶组织学图像的分类准确率作为细胞图生成算法的评判标准。此外,由于在数据预处理的过程中进行了图像的分块操作,因此生成的细胞图只是一个病例的病灶组织学图像中一部分图像块对应的数据。要想评估一个病例的病灶组织学图像的分类准确率,在得到一个图像块的分类结果之后,还要综合评估这个病灶组织学图像中所包含的全部图像块的分类结果,因此本章通过多数投票机制来评估图像级的分类准确率。本章使用这种评估标准进行了消融实验,来验证细胞图生成算法的有效性。

本章针对细胞核特征提取的方式进行了消融实验,为了验证本章提出的自动化提取细胞核特征的方法的先进性,本章同时选取了以下几种流行的特征提取方法作为对比。

- 自动化特征提取方法:自动化特征提取方法是本章提出的一种特征提取方法,这种方法的关键是使用 ImageNet 预训练的 ResNet-34 网络从一个大小为 64×64 像素的、包含细胞核的图像块中提取细胞核特征,并进一步地连接细胞核的空间特征,得到最终的细胞核特征。

- 手工特征提取方法:手工特征提取方法是 CGC-Net[137] 中提出的一种特征提取方法,这种方法是利用 Python 中的图像处理工具对图像的表象进行分析,进而提取出平均核强度、平均前/背景差、核强度标准差、核强度偏度、核强度平均熵、非相似性梯度模态、均匀性梯度模态、能量梯度模态、ASM 梯度模态、偏心距、面积、最大轴长、最小轴长、周长、坚固度和方位这 16 个形态学特征。此外,核特征也添加了细胞核质心的坐标作为空间特征。由于这种特征提取的方法没有使用深度学习,所以被称为手工特征提取方法。

- 对比预测编码(contrastive predictive coding,CPC)方法:Oord 等人[156] 提出了一种叫作对比预测编码的无监督方法,这种方法可以从高维数据中提取有用的特征表示,把之前切分出的大小为 64×64 像素的图像块输入 CPC 网络中进行细胞核特征的提取。

- VGG19-UNet 分割方法:Anand 等人[157] 在他们的工作中使用了一个叫作 VGG19-UNet 的核分割网络来提取细胞核特征,本章使用了这个网络中第四层的特征图作为本章提取出的细胞核特征。

这几种细胞核特征提取方法在 CRC 数据集上得到的结果的对比如表 3-1 所示。

表 3-1 细胞核特征提取方法的消融实验

细胞核特征提取方法	图级别分类准确率
自动化特征提取方法	98.55%±1.26%
手工特征提取方法	97.04%±2.57%
对比预测编码方法	97.01%±2.17%
VGG19-UNet 分割方法	97.00%±3.58%

通过这个消融实验可以看出,本章提出的自动化特征提取方法可以让病灶组织学图像分级的准确率达到 98.55%,比另外 3 种细胞核特征提取方法高了 1.5 个百分点左右。

3.4.2 细胞图分类算法实验结果分析

1. 实验数据集

在图神经网络算法的相关实验中,本章使用了基于 CRC 数据集生成的细胞图和基于 Extended CRC 数据集生成的细胞图。经过细胞图生成算法的处理,得到了 CRC 数据集的 10 500 张正常级别的图像块、10 500 张低级别的图像块和 10 500 张高级别的图像块,共 31 500 张图像块,得到了 Extended CRC 数据集的 43 829 张正常级别的图像块、48 241 张低级别的图像块和 22 173 张高级别的图像块,共 114 243 张图像块。得到这么多图像块后,本章把 CRC 数据集的图像块和 Extended CRC 数据集的图像块都平均分成三折,用于在后续训练中进行三折交叉验证,从同一个病例中提取出来的图像块被放在相同的折中,以避免同一个病例的图像块既出现在训练集中,又出现在测试集中。其中,每一折都被划分为 normal、low grade 和 high grade 3 个等级。

2. 实验设置

本章基于 PyTorch[196] 框架实现了 HAT-Net,HAT-Net 中的各个与图神经网络相关的模块调用了 torch-geometric 包中的方法。

此外,本章根据节点特征的均值和标准差对节点特征进行了归一化处理,在实验中,本章使用了 Adam 优化方法来训练模型,通过网格搜索算法使用每组超参数训练模型并挑选验证集误差最小的超参数组合,最终把学习速率设置为 0.001,并把 MinCutPool 层的下采样率设置为 0.5。

在训练时,本章在每个轮次中设置批量大小为 20,共 30 个轮次,在训练过程中,本章在图节点上加入了自循环,以确保每个节点聚合了自己的特征。在配备 1 个 Nvidia GeForce RTX 3090 GPU 的服务器上,需要 8 个小时来训练 CRC 数据集和 Extended CRC 数据集上的模型。

3. 实验过程及结果

为了评估提出的图神经网络算法的有效性,本章以前文所描述的图级组织学图像的分类准确率作为图神经网络算法的评判标准。本章首先对算法进行了一系列的消融实验来验证算法的可行性,然后将其与其他先进的、可以用于前列腺癌组织学图像分级的神经网络算法进行了实验对比,来验证算法的先进性。

首先,本章评估了将 Transformer 模块置于不同阶段的影响。本章构造了一个消融实验,首先在不使用 Transformer 模块的情况下训练一个简单的多层次图神经网络(hierarchical graph neural network,HA-Net),然后分别在第二阶段、第三阶段以及第二阶段和第三阶段中加入 Transformer 模块,以验证 Transformer 模块在 HAT-Net 中的有效性。关于 Transformer 模块的消融实验在 CRC 数据集上的结果如表 3-2 所示。

表 3-2　细胞核特征提取方法的消融实验结果

网络结构	加入的阶段	图级别分类准确率
HA-Net	—	$97.76\% \pm 2.27\%$
+Transformer	第二阶段	$97.79\% \pm 2.17\%$
+Transformer	第三阶段	$97.79\% \pm 2.17\%$
+Transformer(HAT-Net)	第二阶段和第三阶段	$98.55\% \pm 1.26\%$

从表 3-2 可以看出,如果不在图神经网络中加入 Transformer 模块,那么只能达到 97.76% 的图级别分类准确率;如果只将 Transformer 模块添加到单个阶段(第二阶段或者第三阶段),那么图级别的分类准确率会有一个较小的提升(0.03 个百分点);如果将 Transformer 模块同时加入第二阶段和第三阶段,那么图级别的分类准确率就可以提高到 98.55%。这个实验结果说明,Transformer 模块可以为图神经网络学习到更有效的节点特征,进而提高前列腺癌组织学图像分级的准确率。

此外,本章也评估了图池化模块对 HAT-Net 的影响。本章分别把不同的图池化模块添加进设计的图神经网络中,通过图级别的分类结果来判断不同的图池化模块对于网络的影响。本章选取了以下两种表现较好的图池化模块进行对比实验。

- DIFFPOOL[167]：可微池化（differentiable pooling，DIFFPOOL）可以在多层的 GNN 中，学习到节点的软聚类，将节点分配到某一簇中。对于多层的 GNN 来说，可微池化可以提供一个可微的模块来层次化地池化图中的节点，进而达到下采样的效果。
- MinCutPool：MinCutPool 是使用谱聚类的一种图池化方法，Bianchi 等人[173]提出了一个规范化最小分割问题的连续松弛方法，该方法可以通过计算实现目标最小化的簇分配，在图分类任务中表现出了较好的效果。

表 3-3 是分别使用两种不同的图池化模块时得到的在 CRC 数据集上的图级别分类准确率。从表 3-3 中的结果可以看出，当把 DIFFPOOL 模块应用到图神经网络中时，可以得到 98.52% 的组织学图像的分级准确率，当把 MinCutPool 模块应用到图神经网络中时，可以得到更高（98.55%）的分级准确率，这也证明了在图神经网络中使用 MinCutPool 模块作为图池化模块是正确的。

表 3-3　图池化模块的消融实验结果

池化模块	图级别分类准确率
DIFFPOOL	98.52%±1.28%
MinCutPool	98.55%±1.26%

另外，在进行 GIN 中的多跳特征表示融合时，不同的 jumping knowledge 技术的选择也会产生不同的结果。本章在实验中使用了连接（cat）、最大池化（max）和加权连接（lstm）3 种不同的 jumping knowledge 技术。

在本章的图神经网络中使用不同的 jumping knowledge 技术得到的结果如表 3-4 所示，从实验结果可以看出，当采用 max 进行特征融合时，可以得到 97.76% 的图级别分类准确率，当采用 cat 进行特征融合时，可以得到 97.79% 的图级别分类准确率，当采用 lstm 进行特征融合时，能够得到最高的图级别分类准确率。由此证明了在本章的图神经网络中应该选用基于 lstm 的 jumping knowledge 技术进行多跳特征表示的融合。

表 3-4　jumping knowledge 技术的消融实验结果

jumping knowledge 技术	图级别分类准确率
cat	97.79%±2.17%
max	97.76%±0.06%
lstm	98.55%±1.26%

在使用多个消融实验验证了网络内各个模块的影响之后,本章已经确定了 HAT-Net 中所有模块的选择,细胞图分类算法也最终确定了下来。在得到细胞图生成算法和细胞图分类算法之后,把它们组合起来就得到了本章的分级算法:把细胞图生成算法生成的结果输入细胞图分类算法中,就可以得到最终的分级结果。为了验证本章分级算法的先进性,选取了以下几种可以用于对前列腺癌的组织学图像进行分级的算法与本章的算法进行对比。

- BAM[135]:BAM 方法就是先分割出组织学图像中的腺体,再进行分级的方法。它首先使用机器学习方法从前列腺癌的组织学图像中分割腺体,然后使用了一种度量方法——最佳对齐度量(BAM)来捕获分割后的腺体与正常腺体的形状差异,BAM-1 通过计算平均 BAM 和 BAM 熵进行比较,BAM-2 则通过计算正则性指数进行比较。

- Context-G[197]:Context-G 是一种基于上下文感知学习的方法,该方法首先从不同放大级别的图像中进行下采样,捕捉上下文特征,然后使用 CNN 模型对组织学图像进行分类。

- MobileNet[198]:MobileNet 是一种常见的用于图像分类的深度学习模型,它使用深度可分离的卷积来构建轻量级的深层神经网络。

- ResNet-50[9]:ResNet-50 是基于残差网络结构的深度学习网络,它可以解决在深度增加时的一些网络退化问题,可以准确地提取到图像中的特征,经常用于图像分类。

- Inception[109]:对于太深的网络结构,过多的参数容易导致过拟合,并且网络越复杂,计算复杂度越大。Inception 网络在增加网络深度和宽度的同时减少参数,可以很好地完成图像分类任务。

- Xception[199]:Xception 网络是对 Inception 网络的改进,提高了对于不同尺寸的图像的适用程度,是一种常见的用于图像分类的深度学习模型。

- CA-CNN[134]:CA-CNN 首先将组织学图像的局部表示编码成高维特征,然后考虑其空间组织对特征进行聚合,最后做出预测。

- VIT[192]:VIT 是一个用于图像分类的纯 Transformer 网络。本章把单纯的 Transformer 网络作为对比实验,可以验证得出只使用 Transformer 网络无法得到组织学图像分级的最好结果的结论。

- CGC-Net[137]：CGC-Net 和 HAT-Net 网络相似，分级的过程也是首先构造细胞图，然后使用一种 GNN 网络（adaptive graphSAGE）对细胞图进行分类。

本章的网络与这几种网络在 CRC 数据集和 Extended CRC 数据集上得到实验结果的对比如表 3-5 所示。

表 3-5 与相关网络的对比实验

方法	在 CRC 数据集上的准确率	在 Extended CRC 数据集上的准确率
BAM-1	87.79%±2.32%	—
BAM-2	90.66%±2.45%	—
Context-G	89.96%±3.54%	—
MobileNet	91.37%±3.55%	84.33%±3.30%
ResNet-50	92.08%±2.08%	86.33%±0.94%
Inception	92.78%±2.74%	84.67%±1.70%
Xception	92.09%±0.98%	86.67%±0.94%
CA-CNN	95.70%±3.04%	86.67%±1.70%
VIT	96.28%±3.45%	86.67%±4.04%
CGC-Net	97.00%±1.10%	93.00%±0.93%
HAT-Net	98.55%±1.26%	95.33%±0.58%

从表 3-5 可以看出，本章的网络 HAT-Net 在 CRC 数据集上的分级准确率是 98.55%，在 Extended CRC 数据集上的分级准确率是 95.33%。

3.5 结　　论

本章以前列腺癌组织学图像的准确分级为目标，研究了基于深度学习的前列腺癌分级算法。前列腺癌组织学图像分级任务的本质是对前列腺癌组织学图像的分类任务，与传统的自然图像的分类任务不同，前列腺癌组织学图像的分类任务更需要关注图像中潜在的形态学信息。因此，本章利用细胞生物学的概念，将组织学图像看作图的形式，分割出组织学图像中的细胞核作为图中的节点，计算出细胞核之间的欧几里得距离，连接距离较近的节点作为图中的边，通过这个操作，就把前列腺癌的组织学图像变为细胞图的形式,就可以把组织学图像的分类任务抽象为细胞图的分类任务。对于图级别的分类任务来说,本章设计了一个新颖的多层次图神经网络——HAT-Net,该网络在图级别分类任务上表现良好。也就是说,本章的分级算法包括两部分,一部分是细胞图生成算法,另一部分是细胞图分类算法,为了验证提出的分级算法的有效性,本章首先针对算法里的各个模块进行了消融实验,验证了算法中各个模块选择的正确性,然后选择了近几年在图像分类上表现较好的神经网络算法,和本章提出的分级算法进行对比,最终结果表明,本章提出的分级算法达到了领先效果。

第 4 章
总结与展望

在恶性肿瘤等重大疾病的临床诊断工作中，MRI 等医学影像可以帮助医生更好地了解患者的病情。但评阅医学影像和文本报告等诊断数据需要医生经过长期专业的培训，同时还需要医生耗费大量的时间。受专业水平、时间精力等方面的影响，诊断数据的评阅效果会出现显著的观察者间和观察者内偏差。这种偏差会降低诊断等工作的效率和效果，不利于专业医疗团队经验和技术的传承与推广，以及我国医疗事业的长期稳定发展。

以深度学习为代表的人工智能技术在智能辅助诊断中得到了越来越广泛的应用，深度学习模型不依赖用户交互，其效率高、效果好，还能够通过持续性训练不断提升性能。然而，与自然图像相比，医学图像通常为灰度图像，包含大量的噪声以及模糊的边界。同时，受扫描设备、医生专业水平和使用习惯（扫描参数设定）、患者病情阶段等因素的影响，采集自不同医疗机构（站点）的医学图像存在着显著的数据分布差异（也被称为域漂移），它会导致深度学习模型性能大幅降低甚至失效。此外，精确识别病灶还需要同时使用多模态医学影像，需要对不同模态图像的特征进行融合。

为了更好地将深度学习应用到诊断任务中，本书以前列腺癌为例，针对医学图像标注困难、样本量少、泛化性能差等情况，分析、探讨了器官分割、病灶分割分级以及病理图像分类三大主流任务，提出了基于元学习和域判别器的域泛化算法、基于模态融合和形状学习的前列腺癌分割算法、基于图神经网络的病理图像分类算法等算法，并基于开源和私有数据集进行了大量的实验，结果显示本书所提算法均达到了本领域的领先水平。

不可忽视的是，随着深度学习技术的飞速发展，其在临床诊断中发挥的作用也越来越大，如今不但扩散模型、大模型等新兴技术逐渐大放光彩，传统视觉领域的超分辨率、去模糊等技术也在医学图像处理领域得以广泛应用。此外,随着通信技术、计算存储设备日新月异的发展,深度学习也必将以更多的形式服务于临床诊断。这对重大疾病诊断流程和患者就医体验的改善、专业医疗团队经验和技术的传承与推广有着重要的意义。

参 考 文 献

［1］ Kasivisvanathan V，Rannikko A S，Borghi M，et al. MRI-targeted or standard biopsy for prostate-cancer diagnosis［J］. New England Journal of Medicine，2018，378(19)：1767-1777.

［2］ Ronneberger O，Fischer P，Brox T. U-Net：Convolutional networks for biomedical image segmentation［C］//Medical image computing and computer-assisted intervention-MICCAI 2015：18th international conference，Munich，Germany，October 5-9，2015，proceedings，part III 18. Springer International Publishing，2015：234-241.

［3］ Cicek Ö，Abdulkadir A，Lienkamp S S，et al. 3D U-Net：learning dense volumetric segmentation from sparse annotation［C］//Medical Image Computing and Computer-Assisted Intervention-MICCAI 2016：19th International Conference，Athens，Greece，October 17-21，2016，Proceedings，Part II 19. Springer International Publishing，2016：424-432.

［4］ Isensee F，Jaeger P F，Kohl S A A，et al. nnU-Net：a self-configuring method for deep learning-based biomedical image segmentation［J］. Nature methods，2021，18(2)：203-211.

［5］ Jia H，Song Y，Huang H，et al. HD-Net：hybrid discriminative network for prostate segmentation in MR images［C］//Medical Image Computing and Computer Assisted Intervention-MICCAI 2019：22nd International Conference，Shenzhen，China，October 13-17，2019，Proceedings，Part II 22. Springer International Publishing，2019：110-118.

［6］ Qin X. Transfer learning with edge attention for prostate MRI segmentation［J］. arXiv preprint arXiv：1912.09847，2019.

［7］ De Fauw J，Ledsam J R，Romera-Paredes B，et al. Clinically applicable deep learning for diagnosis and referral in retinal disease[J]. Nature medicine, 2018, 24(9): 1342-1350.

[8] Yasaka K, Abe O. Deep learning and artificial intelligence in radiology: Current applications and future directions[J]. PLoS medicine, 2018, 15 (11): 1-4.

[9] He K, Zhang X, Ren S, et al. Deep residual learning for image recognition [C]//Proceedings of the IEEE conference on computer vision and pattern recognition. 2016: 770-778.

[10] Van der Maaten L, Hinton G. Visualizing data using t-SNE[J]. Journal of machine learning research, 2008, 9(11): 2579-2605.

[11] Zhu Y, Zhuang F, Wang D. Aligning domain-specific distribution and classifier for cross-domain classification from multiple sources [C]// Proceedings of the AAAI conference on artificial intelligence. 2019, 33 (01): 5989-5996.

[12] Hoffman J, Mohri M, Zhang N. Algorithms and theory for multiple-source adaptation[C]. Advances in neural information processing systems, 2018, 31:8256-8266.

[13] Rakshit S, Banerjee B, Roig G, et al. Unsupervised multi-source domain adaptation driven by deep adversarial ensemble learning [C]//Pattern Recognition: 41st DAGM German Conference, DAGM GCPR 2019, Dortmund, Germany, September 10-13, 2019, Proceedings 41. Springer International Publishing, 2019: 485-498.

[14] Peng X, Bai Q, Xia X, et al. Moment matching for multi-source domain adaptation[C]//Proceedings of the IEEE/CVF international conference on computer vision. 2019: 1406-1415.

[15] Guo H, Pasunuru R, Bansal M. Multi-source domain adaptation for text classification via distancenet-bandits[C]//Proceedings of the AAAI conference on artificial intelligence. 2020, 34(05): 7830-7838.

[16] Zhu J Y, Park T, Isola P, et al. Unpaired image-to-image translation using cycle-consistent adversarial networks[C]//Proceedings of the IEEE international conference on computer vision. 2017: 2223-2232.

[17] Palladino J A, Slezak D F, Ferrante E. Unsupervised domain adaptation

via CycleGAN for white matter hyperintensity segmentation in multicenter MR images[C]//16th International Symposium on Medical Information Processing and Analysis. 2020: 1-10.

[18] Zhu Q, Du B, and Yan P. Boundary-weighted domain adaptive neural network for prostate MR image segmentation[J]. IEEE transactions on medical imaging, 2019, 39(3): 753-763.

[19] Perone C S, Ballester P, Barros R C, et al. Unsupervised domain adaptation for medical imaging segmentation with self-ensembling[J]. NeuroImage, 2019, 194: 1-11.

[20] Aslani S, Murino V, Dayan M, et al. Scanner invariant multiple sclerosis lesion segmentation from MRI[C]//2020 IEEE 17th International Symposium on Biomedical Imaging (ISBI). IEEE, 2020: 781-785.

[21] Zhang L, Wang X, Yang D, et al. Generalizing deep learning for medical image segmentation to unseen domains via deep stacked transformation [J]. IEEE transactions on medical imaging, 2020, 39(7): 2532-2540.

[22] Dou Q, Coelho de Castro D, Kamnitsas K, et al. Domain generalization via model-agnostic learning of semantic features[C]. Advances in neural information processing systems, 2019, 32: 6450-6461.

[23] Liu Q, Dou Q, Heng P A. Shape-aware meta-learning for generalizing prostate MRI segmentation to unseen domains[C]//Medical Image Computing and Computer Assisted Intervention-MICCAI 2020: 23rd International Conference, Lima, Peru, October 4-8, 2020, Proceedings, Part II 23. Springer International Publishing, 2020: 475-485.

[24] Li D, Yang Y, Song Y Z, et al. Learning to generalize: Meta-learning for domain generalization[C]//Proceedings of the AAAI conference on artificial intelligence. 2018, 32(1): 1-8.

[25] Liu Q, Chen C, Qin J, et al. FedDG: Federated domain generalization on medical image segmentation via episodic learning in continuous frequency space[C]//Proceedings of the IEEE Conference on Computer Vision and Pattern Recognition. 2021: 1013-1023.

[26] Long J, Shelhamer E, Darrell T. Fully convolutional networks for semantic segmentation[C]//Proceedings of the IEEE conference on

computer vision and pattern recognition. 2015：3431-3440.

[27] Chen L C, Papandreou G, Kokkinos I, et al. DeepLab：Semantic image segmentation with deep convolutional nets, atrous convolution, and fully connected crfs[J]. IEEE transactions on pattern analysis and machine intelligence, 2017, 40(4)：834-848.

[28] Gu Z, Cheng J, Fu H, et al. Ce-net：Context encoder network for 2d medical image segmentation[J]. IEEE transactions on medical imaging, 2019, 38(10)：2281-2292.

[29] Ioffe S, Szegedy C. Batch normalization：Accelerating deep network training by reducing internal covariate shift[C]//International conference on machine learning. 2015：448-456.

[30] Hu J, Shen L, Sun G. Squeeze-and-excitation networks[C]//Proceedings of the IEEE conference on computer vision and pattern recognition. 2018：7132-7141.

[31] Rai P, Daumé III H. Infinite predictor subspace models for multitask learning[C]//Proceedings of the Thirteenth International Conference on Artificial Intelligence and Statistics. JMLR Workshop and Conference Proceedings, 2010：613-620.

[32] Argyriou A, Evgeniou T, Pontil M. Convex multi-task feature learning [J]. Machine learning, 2008, 73：243-272.

[33] Kendall A, Gal Y, Cipolla R. Multi-task learning using uncertainty to weigh losses for scene geometry and semantics[C]//Proceedings of the IEEE conference on computer vision and pattern recognition. 2018：7482-7491.

[34] Neven D, De Brabandere B, Georgoulis S, et al. Fast scene understanding for autonomous driving[J]. arxiv preprint arxiv：1708.02550, 2017.

[35] Kokkinos I. Ubernet：Training a universal convolutional neural network for low-, mid-, and high-level vision using diverse datasets and limited memory[C]//Proceedings of the IEEE conference on computer vision and pattern recognition. 2017：6129-6138.

[36] Myronenko A. 3D MRI brain tumor segmentation using autoencoder regularization[C]//Brainlesion：Glioma, Multiple Sclerosis, Stroke and

Traumatic Brain Injuries: 4th International Workshop, BrainLes 2018, Held in Conjunction with MICCAI 2018, Granada, Spain, September 16, 2018, Revised Selected Papers, Part II 4. Springer International Publishing, 2019: 311-320.

[37] Kingma D P, Welling M. Auto-encoding variational bayes[J]. arxiv preprint arxiv:1312. 6114, 2013.

[38] Cordts M, Omran M, Ramos S, et al. The cityscapes dataset for semantic urban scene understanding[C]//Proceedings of the IEEE conference on computer vision and pattern recognition. 2016: 3213-3223.

[39] Thrun S, Pratt L. Learning to learn: Introduction and overview[M]// Learning to learn. Boston, MA: Springer US, 1998: 3-17.

[40] Finn C, Abbeel P, Levine S. Model-agnostic meta-learning for fast adaptation of deep networks[C]//International conference on machine learning. 2017: 1126-1135.

[41] Liu Q, Dou Q, Yu L, et al. MS-Net: multi-site network for improving prostate segmentation with heterogeneous MRI data[J]. IEEE transactions on medical imaging, 2020, 39(9): 2713-2724.

[42] Bowles C, Chen L, Guerrero R, et al. Gan augmentation: Augmenting training data using generative adversarial networks[J]. arxiv preprint arxiv:1810. 10863, 2018.

[43] Bolte J A, Kamp M, Breuer A, et al. Unsupervised domain adaptation to improve image segmentation quality both in the source and target domain [C]//Proceedings of the IEEE conference on computer vision and pattern recognition workshops. 2019: 1404-1413.

[44] You X, Peng Q, Yuan Y, et al. Segmentation of retinal blood vessels using the radial projection and semi-supervised approach[J]. Pattern recognition, 2011, 44(10-11): 2314-2324.

[45] Xia Y, Liu F, Yang D, et al. 3D semi-supervised learning with uncertainty-aware multi-view co-training[C]//Proceedings of the IEEE/ CVF Winter Conference on Applications of Computer Vision. 2020: 3646-3655.

[46] 韩苏军. 中国前列腺癌发病及死亡现状和流行趋势分析[D]. 北京:北京协

和医学院中国医学科学院，2015.

[47] Lemaître G, Martí R, Freixenet J, et al. Computer-aided detection and diagnosis for prostate cancer based on mono and multi-parametric MRI: a review[J]. Computers in biology and medicine, 2015, 60: 8-31.

[48] Chan I, Wells III W, Mulkern R V, et al. Detection of prostate cancer by integration of line-scan diffusion, T2-mapping and T2-weighted magnetic resonance imaging: a multichannel statistical classifier[J]. Medical physics, 2003, 30(9): 2390-2398.

[49] Lemaitre G, Martí R, Rastgoo M, et al. Computer-aided detection for prostate cancer detection based on multi-parametric magnetic resonance imaging[C]//2017 39th Annual International Conference of the IEEE Engineering in Medicine and Biology Society (EMBC). IEEE, 2017: 3138-3141.

[50] Litjens G, Debats O, Barentsz J, et al. Computer-aided detection of prostate cancer in MRI[J]. IEEE transactions on medical imaging, 2014, 33(5): 1083-1092.

[51] Puech P, Betrouni N, Makni N, et al. Computer-assisted diagnosis of prostate cancer using DCE-MRI data: design, implementation and preliminary results[J]. International journal of computer assisted radiology and surgery, 2009, 4: 1-10.

[52] Reda I, Shalaby A, Khalifa F, et al. Computer-aided diagnostic tool for early detection of prostate cancer[C]//2016 IEEE International Conference on Image Processing (ICIP). IEEE, 2016: 2668-2672.

[53] Tiwari P, Kurhanewicz J, Madabhushi A. Multi-kernel graph embedding for detection, Gleason grading of prostate cancer via MRI/MRS[J]. Medical image analysis, 2013, 17(2): 219-235.

[54] Tiwari P, Rosen M, Madabhushi A. A hierarchical spectral clustering and nonlinear dimensionality reduction scheme for detection of prostate cancer from magnetic resonance spectroscopy(MRS)[J]. Medical physics, 2009, 36(9Part1): 3927-3939.

[55] Tiwari P, Viswanath S, Kurhanewicz J, et al. Multimodal wavelet embedding representation for data combination (MaWERiC): integrating

magnetic resonance imaging and spectroscopy for prostate cancer detection [J]. NMR in Biomedicine, 2012, 25(4): 607-619.

[56] Kohl S, Bonekamp D, Schlemmer H P, et al. Adversarial networks for the detection of aggressive prostate cancer[J]. arxiv preprint arxiv:1702. 08014, 2017.

[57] Kiraly A P, Nader C A, Tuysuzoglu A, et al. Deep convolutional encoder-decoders for prostate cancer detection and classification[C]//International conference on medical image computing and computer-assisted intervention. Cham: Springer International Publishing, 2017: 489-497.

[58] Yang X, Liu C, Wang Z, et al. Co-trained convolutional neural networks for automated detection of prostate cancer in multi-parametric MRI[J]. Medical image analysis, 2017, 42: 212-227.

[59] Wang Z, Liu C, Cheng D, et al. Automated detection of clinically significant prostate cancer in mp-MRI images based on an end-to-end deep neural network[J]. IEEE transactions on medical imaging, 2018, 37(5): 1127-1139.

[60] Sumathipala Y, Lay N, Turkbey B, et al. Prostate cancer detection from multi-institution multiparametric MRIs using deep convolutional neural networks[J]. Journal of medical imaging, 2018, 5(4): 1-12.

[61] Xu H, Baxter J S H, Akin O, et al. Prostate cancer detection using residual networks[J]. International journal of computer assisted radiology and surgery, 2019, 14: 1647-1650.

[62] Alkadi R, Taher F, El-Baz A, et al. A deep learning-based approach for the detection and localization of prostate cancer in T2 magnetic resonance images[J]. Journal of digital imaging, 2019, 32: 793-807.

[63] Cao R, Zhong X, Shakeri S, et al. Prostate cancer detection and segmentation in multi-parametric MRI via CNN and conditional random field [C]//2019 IEEE 16th International Symposium on Biomedical Imaging (ISBI 2019). IEEE, 2019: 1900-1904.

[64] Chen Y, Xing L, Yu L, et al. Automatic intraprostatic lesion segmentation in multiparametric magnetic resonance images with proposed multiple branch UNet[J]. Medical physics, 2020, 47(12): 6421-6429.

[65] Dolz J, Gopinath K, Yuan J, et al. HyperDense-Net: a hyper-densely connected CNN for multi-modal image segmentation[J]. IEEE transactions on medical imaging, 2018, 38(5): 1116-1126.

[66] Zhou T, Ruan S, Canu S. A review: Deep learning for medical image segmentation using multi-modality fusion[J]. Array, 2019, 3: 1-11.

[67] Du J, Li W, Lu K, et al. An overview of multi-modal medical image fusion[J]. Neurocomputing, 2016, 215: 3-20.

[68] Li C, Sun H, Liu Z, et al. Learning cross-modal deep representations for multi-modal MR image segmentation[C]//Medical Image Computing and Computer Assisted Intervention-MICCAI 2019: 22nd International Conference, Shenzhen, China, October 13-17, 2019, Proceedings, Part II 22. Springer International Publishing, 2019: 57-65.

[69] Zhen M, Wang J, Zhou L, et al. Joint semantic segmentation and boundary detection using iterative pyramid contexts[C]//Proceedings of the IEEE Conference on Computer Vision and Pattern Recognition. 2020: 13666-13675.

[70] Zhang Z, Fu H, Dai H, et al. Et-net: A generic edge-attention guidance network for medical image segmentation[C]//Medical Image Computing and Computer Assisted Intervention-MICCAI 2019: 22nd International Conference, Shenzhen, China, October 13-17, 2019, Proceedings, Part I 22. Springer International Publishing, 2019: 442-450.

[71] Takikawa T, Acuna D, Jampani V, et al. Gated-scnn: Gated shape cnns for semantic segmentation[C]//Proceedings of the IEEE/CVF international conference on computer vision. 2019: 5229-5238.

[72] Le M H, Chen J, Wang L, et al. Automated diagnosis of prostate cancer in multi-parametric MRI based on multimodal convolutional neural networks[J]. Physics in Medicine & Biology, 2017, 62(16): 6497-6514.

[73] Liu S, Zheng H, Feng Y, et al. Prostate cancer diagnosis using deep learning with 3D multiparametric MRI[C]//Medical imaging 2017: computer-aided diagnosis. SPIE, 2017, 10134: 581-584.

[74] Zhao M, Zhong S, Fu X, et al. Deep residual shrinkage networks for fault diagnosis[J]. IEEE Transactions on Industrial Informatics, 2019, 16(7):

4681-4690.

[75] LeCun Y, Boser B, Denker J, et al. Handwritten digit recognition with a back-propagation network[C]. Advances in neural information processing systems, 1989, 2: 396-404.

[76] Krizhevsky A, Sutskever I, Hinton G E. Imagenet classification with deep convolutional neural networks [C]. Advances in neural information processing systems, 2012, 25: 1097-1105.

[77] LeCun Y, Bottou L, Bengio Y, et al. Gradient-based learning applied to document recognition [J]. Proceedings of the IEEE, 1998, 86 (11): 2278-2324.

[78] Simonyan K, Zisserman A. Very deep convolutional networks for large-scale image recognition[J]. arxiv preprint arxiv:1409.1556, 2014.

[79] Lin M, Chen Q, Yan S. Network in network[J]. arxiv preprint arxiv: 1312.4400, 2013.

[80] Wijnhoven R G J, de With P H N. Fast training of object detection using stochastic gradient descent [C]//2010 20th International conference on pattern recognition. IEEE, 2010: 424-427.

[81] Zeiler M D, Fergus R. Visualizing and understanding convolutional networks[C]//Computer Vision-ECCV 2014: 13th European Conference, Zurich, Switzerland, September 6-12, 2014, Proceedings, Part I 13. Springer International Publishing, 2014: 818-833.

[82] Nair V, Hinton G E. Rectified linear units improve restricted boltzmann machines[C]//Proceedings of the 27th international conference on machine learning (ICML-10). 2010: 807-814.

[83] Maas A L, Hannun A Y, Ng A Y. Rectifier nonlinearities improve neural network acoustic models[C]//Proc. icml. 2013, 30(1): 1-6.

[84] He K, Zhang X, Ren S, et al. Delving deep into rectifiers: Surpassing human-level performance on imagenet classification [C]//Proceedings of the IEEE international conference on computer vision. 2015: 1026-1034.

[85] He K, Zhang X, Ren S, et al. Identity mappings in deep residual networks[C]//Computer Vision-ECCV 2016: 14th European Conference, Amsterdam, The Netherlands, October 11-14, 2016, Proceedings, Part

IV 14. Springer International Publishing，2016：630-645.

[86] Zagoruyko S，Komodakis N. Wide residual networks[J]. arxiv preprint arxiv:1605.07146，2016.

[87] Singh S，Hoiem D，Forsyth D. Swapout：Learning an ensemble of deep architectures[C]. Advances in neural information processing systems，2016，29：28-36.

[88] Targ S，Almeida D，Lyman K. Resnet in resnet：Generalizing residual architectures[J]. arxiv preprint arxiv:1603.08029，2016.

[89] Zhang K，Sun M，Han T X，et al. Residual networks of residual networks：Multilevel residual networks [J]. IEEE Transactions on Circuits and Systems for Video Technology，2017，28(6)：1303-1314.

[90] Badrinarayanan V，Kendall A，Cipolla R. Segnet：A deep convolutional encoder-decoder architecture for image segmentation [J]. IEEE transactions on pattern analysis and machine intelligence，2017，39(12)：2481-2495.

[91] Milletari F，Navab N，Ahmadi S A. V-Net：Fully Convolutional Neural Networks for Volumetric Medical Image Segmentation[C]//2016 Fourth International Conference on 3D Vision (3DV). IEEE Computer Society，2016：565-571.

[92] Jégou S，Drozdzal M，Vazquez D，et al. The one hundred layers tiramisu：Fully convolutional densenets for semantic segmentation[C]//Proceedings of the IEEE conference on computer vision and pattern recognition workshops. 2017：11-19.

[93] Guo M H，Xu T X，Liu J J，et al. Attention mechanisms in computer vision：A survey[J]. Computational visual media，2022，8(3)：331-368.

[94] Wang Y，Deng Z，Hu X，et al. Deep attentional features for prostate segmentation in ultrasound[C]//Medical Image Computing and Computer Assisted Intervention-MICCAI 2018：21st International Conference，Granada，Spain，September 16-20，2018，Proceedings，Part IV 11. Springer International Publishing，2018：523-530.

[95] Nie D，Gao Y，Wang L，et al. ASDNet：Attention based semi-supervised deep networks for medical image segmentation[C]//Medical Image

Computing and Computer Assisted Intervention-MICCAI 2018: 21st International Conference, Granada, Spain, September 16-20, 2018, Proceedings, Part IV 11. Springer International Publishing, 2018: 370-378.

[96] Oktay O, Schlemper J, Folgoc L L, et al. Attention u-net: Learning where to look for the pancreas[J]. arxiv preprint arxiv: 1804. 03999, 2018.

[97] Pereira S, Pinto A, Amorim J, et al. Adaptive feature recombination and recalibration for semantic segmentation with fully convolutional networks[J]. IEEE transactions on medical imaging, 2019, 38(12): 2914-2925.

[98] Abraham N, Khan N M. A novel focal tversky loss function with improved attention u-net for lesion segmentation[C]//2019 IEEE 16th international symposium on biomedical imaging (ISBI 2019). IEEE, 2019: 683-687.

[99] Salehi S S M, Erdogmus D, Gholipour A. Tversky loss function for image segmentation using 3D fully convolutional deep networks[C]//International workshop on machine learning in medical imaging. Cham: Springer International Publishing, 2017: 379-387.

[100] Szegedy C, Vanhoucke V, Ioffe S, et al. Rethinking the inception architecture for computer vision[C]//Proceedings of the IEEE conference on computer vision and pattern recognition. 2016: 2818-2826.

[101] Zhao H, Shi J, Qi X, et al. Pyramid scene parsing network[C]//Proceedings of the IEEE conference on computer vision and pattern recognition. 2017: 2881-2890.

[102] Goyal P, Dollár P, Girshick R, et al. Accurate, large minibatch sgd: Training imagenet in 1 hour[J]. arxiv preprint arxiv:1706. 02677, 2017.

[103] Cuocolo R, Stanzione A, Castaldo A, et al. Quality control and whole-gland, zonal and lesion annotations for the PROSTATEx challenge public dataset[J]. European Journal of Radiology, 2021, 138: 1-5.

[104] Abadi M, Barham P, Chen J, et al. TensorFlow: a system for large-scale machine learning[C]//12th USENIX symposium on operating

systems design and implementation (OSDI 16). 2016：265-283.

[105] Kingma D P, Ba J. Adam：A method for stochastic optimization[J]. arxiv preprint arxiv:1412.6980，2014.

[106] Seo H, Huang C, Bassenne M, et al. Modified U-Net (mU-Net) with incorporation of object-dependent high level features for improved liver and liver-tumor segmentation in CT images[J]. IEEE transactions on medical imaging，2019，39(5)：1316-1325.

[107] Huang G, Liu Z, Van Der Maaten L, et al. Densely connected convolutional networks[C]//Proceedings of the IEEE conference on computer vision and pattern recognition. 2017：4700-4708.

[108] Chaurasia A, Culurciello E. Linknet：Exploiting encoder representations for efficient semantic segmentation[C]//2017 IEEE visual communications and image processing (VCIP). IEEE，2017：1-4.

[109] Szegedy C, Liu W, Jia Y, et al. Going deeper with convolutions[C]// Proceedings of the IEEE conference on computer vision and pattern recognition. 2015：1-9.

[110] 范麟龙,宋子健,邓龙昕,等. 人工智能在前列腺癌病理诊断及分子分型中的研究进展[J]. 海军军医大学学报，2024，1-6.

[111] 冯倩茹. 基于双参数 MRI 的纹理参数与前列腺癌 Gleason 分级的相关性研究[D]. 合肥：安徽医科大学，2023.

[112] 宋鸿文. 前列腺癌根治术后 Gleason 评分升级的影响因素分析（基于 2014 版 ISUP 分组）[D]. 乌鲁木齐：新疆医科大学，2023.

[113] 李嘉,蔡定建,黄丽,等. 面向前列腺癌 Gleason 评分的深度学习方法研究现状综述[J]. 机电工程技术，2024，53(02)：56-59＋93.

[114] 邵立智. 基于 MRI 的前列腺癌分级预测算法研究与应用[D]. 南京：东南大学，2022.

[115] Doyle S, Feldman M, Tomaszewski J, et al. A boosted Bayesian multiresolution classifier for prostate cancer detection from digitized needle biopsies[J]. IEEE transactions on biomedical engineering，2010，59(5)：1205-1218.

[116] Farooq M T, Shaukat A, Akram U, et al. Automatic gleason grading of prostate cancer using Gabor filter and local binary patterns[C]//2017

40th International Conference on Telecommunications and Signal Processing (TSP). IEEE, 2017: 642-645.

[117] Xu H, Park S, Hwang T H. Computerized classification of prostate cancer gleason scores from whole slide images [J]. IEEE/ACM transactions on computational biology and bioinformatics, 2019, 17(6): 1871-1882.

[118] Lawson P, Sholl A B, Brown J Q, et al. Persistent homology for the quantitative evaluation of architectural features in prostate cancer histology[J]. Scientific reports, 2019, 9(1): 1-15.

[119] Yan C, Nakane K, Wang X, et al. Automated gleason grading on prostate biopsy slides by statistical representations of homology profile [J]. Computer methods and programs in biomedicine, 2020, 194: 1-26.

[120] Leo P, Janowczyk A, Elliott R, et al. Computer extracted gland features from H & E predicts prostate cancer recurrence comparably to a genomic companion diagnostic test: a large multi-site study[J]. NPJ precision oncology, 2021, 5(1): 1-11.

[121] Rustam Z, Angie N. Prostate cancer classification using random forest and support vector machines[C]//Journal of Physics: Conference Series. IOP Publishing, 2021, 1752(1): 1-8.

[122] 韩继能. 基于病理图像分析的前列腺癌格林森分级[D]. 南京:南京信息工程大学, 2022.

[123] LeCun Y, Bengio Y, Hinton G. Deep learning[J]. nature, 2015, 521 (7553): 436-444.

[124] Schelb P, Kohl S, Radtke J P, et al. Classification of cancer at prostate MRI: deep learning versus clinical PI-RADS assessment[J]. Radiology, 2019, 293(3): 607-617.

[125] Shao Y, Wang J, Wodlinger B, et al. Improving prostate cancer (PCa) classification performance by using three-player minimax game to reduce data source heterogeneity[J]. IEEE Transactions on Medical Imaging, 2020, 39(10): 3148-3158.

[126] Guo Y, Gao Y, Shen D. Deformable MR prostate segmentation via deep feature learning and sparse patch matching[J]. IEEE transactions on

medical imaging，2015，35(4)：1077-1089.

[127] Cao R，Bajgiran A M，Mirak S A，et al. Joint prostate cancer detection and Gleason score prediction in mp-MRI via FocalNet［J］. IEEE transactions on medical imaging，2019，38(11)：2496-2506.

[128] Ghavami N，Hu Y，Gibson E，et al. Automatic segmentation of prostate MRI using convolutional neural networks：Investigating the impact of network architecture on the accuracy of volume measurement and MRI-ultrasound registration[J]. Medical image analysis，2019，58：1-12.

[129] Alley S，Fedorov A，Menard C，et al. Evaluation of intensity-based deformable registration of multi-parametric MRI for radiomics analysis of the prostate［C］//Medical Imaging 2020：Biomedical Applications in Molecular，Structural，and Functional Imaging. SPIE，2020，11317：371-381.

[130] Cruz-Roa A，Basavanhally A，González F，et al. Automatic detection of invasive ductal carcinoma in whole slide images with convolutional neural networks[C]//Medical Imaging 2014：Digital Pathology. SPIE，2014，9041：1-15.

[131] Hou L，Samaras D，Kurc T M，et al. Patch-based convolutional neural network for whole slide tissue image classification［C］//Proceedings of the IEEE conference on computer vision and pattern recognition. 2016：2424-2433.

[132] Araújo T，Aresta G，Castro E，et al. Classification of breast cancer histology images using convolutional neural networks［J］. PloS one，2017，12(6)：1-14.

[133] Nazeri K，Aminpour A，Ebrahimi M. Two-stage convolutional neural network for breast cancer histology image classification[C]//Image Analysis and Recognition：15th International Conference，ICIAR 2018，Póvoa de Varzim，Portugal，June 27-29，2018，Proceedings 15. Springer International Publishing，2018：717-726.

[134] Shaban M，Awan R，Fraz M M，et al. Context-aware convolutional neural network for grading of colorectal cancer histology images［J］. IEEE transactions on medical imaging，2020，39(7)：2395-2405.

[135] Awan R, Sirinukunwattana K, Epstein D, et al. Glandular morphometrics for objective grading of colorectal adenocarcinoma histology images[J]. Scientific reports, 2017, 7(1): 1-12.

[136] Ali S, Veltri R, Epstein J A, et al. Cell cluster graph for prediction of biochemical recurrence in prostate cancer patients from tissue microarrays [C]//Medical Imaging 2013: Digital Pathology. SPIE, 2013, 8676: 164-174.

[137] Zhou Y, Graham S, Alemi Koohbanani N, et al. Cgc-net: Cell graph convolutional network for grading of colorectal cancer histology images [C]//Proceedings of the IEEE/CVF international conference on computer vision workshops. 2019: 1-11.

[138] Zhou Y, Onder O F, Dou Q, et al. Cia-net: Robust nuclei instance segmentation with contour-aware information aggregation [C]// Information Processing in Medical Imaging: 26th International Conference, IPMI 2019, Hong Kong, China, June 2-7, 2019, Proceedings 26. Springer International Publishing, 2019: 682-693.

[139] Graham S, Vu Q D, Raza S E A, et al. Hover-net: Simultaneous segmentation and classification of nuclei in multi-tissue histology images [J]. Medical image analysis, 2019, 58: 1-18.

[140] Schnorrenberg F, Pattichis C S, Schizas C N, et al. Computer-aided classification of breast cancer nuclei[J]. Technology and Health Care, 1996, 4(2): 147-161.

[141] Weyn B, Van de Wouwer G, Kumar-Singh S, et al. Computer-assisted differential diagnosis of malignant mesothelioma based on syntactic structure analysis [J]. Cytometry: The Journal of the International Society for Analytical Cytology, 1999, 35(1): 23-29.

[142] Demir C, Gultekin S H, Yener B. Augmented cell-graphs for automated cancer diagnosis[J]. Bioinformatics (Oxford, England), 2005, 21(suppl _2): ii7-ii12.

[143] Yang X, Li H, Zhou X. Nuclei segmentation using marker-controlled watershed, tracking using mean-shift, and Kalman filter in time-lapse microscopy[J]. IEEE Transactions on Circuits and Systems I: Regular

Papers，2006，53(11)：2405-2414.

[144] Cheng J，Rajapakse J C. Segmentation of clustered nuclei with shape markers and marking function[J]. IEEE transactions on Biomedical Engineering，2008，56(3)：741-748.

[145] Veta M，Van Diest P J，Kornegoor R，et al. Automatic nuclei segmentation in H&E stained breast cancer histopathology images[J]. PloS one，2013，8(7)：1-12.

[146] Ali S，Madabhushi A. An integrated region-，boundary-，shape-based active contour for multiple object overlap resolution in histological imagery[J]. IEEE transactions on medical imaging，2012，31(7)：1448-1460.

[147] Raza S E A，Cheung L，Shaban M，et al. Micro-Net：A unified model for segmentation of various objects in microscopy images[J]. Medical image analysis，2019，52：160-173.

[148] Graham S，Rajpoot N M. SAMS-NET：Stain-aware multi-scale network for instance-based nuclei segmentation in histology images[C]//2018 IEEE 15th international symposium on biomedical imaging (ISBI 2018). IEEE，2018：590-594.

[149] Chen H，Qi X，Yu L，et al. DCAN：deep contour-aware networks for accurate gland segmentation[C]//Proceedings of the IEEE conference on Computer Vision and Pattern Recognition. 2016：2487-2496.

[150] Cui Y，Zhang G，Liu Z，et al. A deep learning algorithm for one-step contour aware nuclei segmentation of histopathology images[J]. Medical & biological engineering & computing，2019，57：2027-2043.

[151] Kumar N，Verma R，Sharma S，et al. A dataset and a technique for generalized nuclear segmentation for computational pathology[J]. IEEE transactions on medical imaging，2017，36(7)：1550-1560.

[152] Khoshdeli M，Parvin B. Deep learning models delineates multiple nuclear phenotypes in h&e stained histology sections[J]. arxiv preprint arxiv：1802.04427，2018.

[153] Vu Q D，Graham S，Kurc T，et al. Methods for segmentation and classification of digital microscopy tissue images[J]. Frontiers in

bioengineering and biotechnology, 2019, 7: 1-15.

[154] Keenan S J, Diamond J, Glenn McCluggage W, et al. An automated machine vision system for the histological grading of cervical intraepithelial neoplasia (CIN)[J]. The Journal of pathology, 2000, 192 (3): 351-362.

[155] Bilgin C, Demir C, Nagi C, et al. Cell-graph mining for breast tissue modeling and classification [C]//2007 29th Annual international conference of the IEEE Engineering in Medicine and Biology Society. IEEE, 2007: 5311-5314.

[156] van den Oord A, Li Y, Vinyals O. Representation Learning with Contrastive Predictive Coding [J]. arxiv e-prints, 2018: arxiv: 1807.03748.

[157] Anand D, Gadiya S, Sethi A. Histographs: graphs in histopathology [C]//Medical Imaging 2020: Digital Pathology. SPIE, 2020, 11320: 150-155.

[158] Gori M, Monfardini G, Scarselli F. A new model for learning in graph domains[C]//Proceedings 2005 IEEE international joint conference on neural networks, 2005. IEEE, 2005, 2: 729-734.

[159] Micheli A. Neural network for graphs: A contextual constructive approach[J]. IEEE Transactions on Neural Networks, 2009, 20(3): 498-511.

[160] Scarselli F, Gori M, Tsoi A C, et al. The graph neural network model [J]. IEEE transactions on neural networks, 2008, 20(1): 61-80.

[161] J. Bruna J, Zaremba W, Szlam A, et al. Spectral networks and locally connected networks on graphs [J]. arxiv preprint arxiv: 1312. 6203, 2013.

[162] Defferrard M, Bresson X, Vandergheynst P. Convolutional neural networks on graphs with fast localized spectral filtering[C]. Advances in neural information processing systems, 2016, 29: 3844-3852.

[163] Kipf T N, Welling M. Semi-supervised classification with graph convolutional networks[J]. arxiv preprint arxiv:1609.02907, 2016.

[164] Niepert M, Ahmed M, Kutzkov K. Learning convolutional neural

networks for graphs[C]//International conference on machine learning. PMLR, 2016: 2014-2023.

[165] Hamilton W, Ying Z, Leskovec J. Inductive representation learning on large graphs[C]. Advances in neural information processing systems, 2017, 30: 1024-1034.

[166] Xu K, Hu W, Leskovec J, et al. How powerful are graph neural networks? [J]. arxiv preprint arxiv:1810.00826, 2018.

[167] Ying Z, You J, Morris C, et al. Hierarchical graph representation learning with differentiable pooling[C]. Advances in neural information processing systems, 2018, 31: 4800-4810.

[168] Gao H, Ji S. Graph u-nets[C]//international conference on machine learning. PMLR, 2019: 2083-2092.

[169] Lee J, Lee I, Kang J. Self-attention graph pooling[C]//International conference on machine learning. PMLR, 2019: 3734-3743.

[170] Diehl F. Edge contraction pooling for graph neural networks[J]. arxiv preprint arxiv:1905.10990, 2019.

[171] Gao X, Dai W, Li C, et al. ipool—information-based pooling in hierarchical graph neural networks[J]. IEEE Transactions on Neural Networks and Learning Systems, 2021, 33(9): 5032-5044.

[172] Ma Y, Wang S, Aggarwal C C, et al. Graph convolutional networks with eigenpooling [C]//Proceedings of the 25th ACM SIGKDD international conference on knowledge discovery & data mining. 2019: 723-731.

[173] Bianchi F M, Grattarola D, Alippi C. Spectral clustering with graph neural networks for graph pooling [C]//International conference on machine learning. PMLR, 2020: 874-883.

[174] Vinyals O, Bengio S, Kudlur M. Order matters: Sequence to sequence for sets[J]. arxiv preprint arxiv:1511.06391, 2015.

[175] Zhang M, Cui Z, Neumann M, et al. An end-to-end deep learning architecture for graph classification[C]//Proceedings of the AAAI conference on artificial intelligence. 2018, 32(1).

[176] Rhee S, Seo S, Kim S. Hybrid approach of relation network and localized

graph convolutional filtering for breast cancer subtype classification[C]//
Proceedings of the 27th International Joint Conference on Artificial
Intelligence. 2018: 3527-3534.

[177] Dhillon I S, Guan Y, Kulis B. Weighted graph cuts without eigenvectors
a multilevel approach[J]. IEEE transactions on pattern analysis and
machine intelligence, 2007, 29(11): 1944-1957.

[178] Vaswani A, Shazeer N, Parmar N, et al. Attention is all you need[C].
Advances in neural information processing systems, 2017, 30.

[179] Kenton J D M W C, Toutanova L K. BERT: Pre-training of Deep
Bidirectional Transformers for Language Understanding [C]//
Proceedings of NAACL-HLT. 2019: 4171-4186.

[180] Radford A, Narasimhan K, Salimans T, et al. Improving language
understanding with unsupervised learning[R]. 2018.

[181] Parmar N, Vaswani A, Uszkoreit J, et al. Image transformer[C]//
International conference on machine learning. PMLR, 2018: 4055-4064.

[182] Hu H, Zhang Z, Xie Z, et al. Local relation networks for image
recognition[C]//Proceedings of the IEEE/CVF international conference
on computer vision. 2019: 3464-3473.

[183] Child R, Gray S, Radford A, et al. Generating long sequences with
sparse transformers[J]. arxiv preprint arxiv:1904.10509, 2019.

[184] Weissenborn D, Täckström O, Uszkoreit J. Scaling autoregressive video
models[J]. arxiv preprint arxiv:1906.02634, 2019.

[185] Bello I, Zoph B, Vaswani A, et al. Attention augmented convolutional
networks[C]//Proceedings of the IEEE/CVF international conference on
computer vision. 2019: 3286-3295.

[186] Carion N, Massa F, Synnaeve G, et al. End-to-end object detection with
transformers [C]//European conference on computer vision. Cham:
Springer International Publishing, 2020: 213-229.

[187] Wang X, Girshick R, Gupta A, et al. Non-local neural networks[C]//
Proceedings of the IEEE conference on computer vision and pattern
recognition. 2018: 7794-7803.

[188] Sun C, Myers A, Vondrick C, et al. Videobert: A joint model for video

and language representation learning[C]//Proceedings of the IEEE/CVF international conference on computer vision. 2019: 7464-7473.

[189] Locatello F, Weissenborn D, Unterthiner T, et al. Object-centric learning with slot attention [C]. Advances in neural information processing systems, 2020, 33: 11525-11538.

[190] Wu B, Xu C, Dai X, et al. Visual transformers: Token-based image representation and processing for computer vision[J]. arxiv preprint arxiv:2006.03677, 2020.

[191] Chen M, Radford A, Child R, et al. Generative pretraining from pixels [C]//International conference on machine learning. PMLR, 2020: 1691-1703.

[192] Dosovitskiy A, Beyer L, Kolesnikov A, et al. An image is worth 16x16 words: Transformers for image recognition at scale[J]. arxiv preprint arxiv:2010.11929, 2020.

[193] Ba J L, Kiros J R, Hinton G E. Layer normalization[J]. arxiv preprint arxiv:1607.06450, 2016.

[194] Xu K, Li C, Tian Y, et al. Representation learning on graphs with jumping knowledge networks[C]//International conference on machine learning. PMLR, 2018: 5453-5462.

[195] Zhong Q, Guo T, Rechsteiner M, et al. A curated collection of tissue microarray images and clinical outcome data of prostate cancer patients [J]. Scientific data, 2017, 4(1): 1-9.

[196] Paszke A, Gross S, Chintala S, et al. Automatic differentiation in pytorch[C]. NIPS Autodiff Workshop. 2017.

[197] Sirinukunwattana K, Alham N K, Verrill C, et al. Improving whole slide segmentation through visual context-a systematic study [C]// Medical Image Computing and Computer Assisted Intervention-MICCAI 2018: 21st International Conference, Granada, Spain, September 16-20, 2018, Proceedings, Part II 11. Springer International Publishing, 2018: 192-200.

[198] Howard A G, Zhu M, Chen B, et al. Mobilenets: Efficient convolutional neural networks for mobile vision applications[J]. arxiv preprint arxiv:

1704.04861，2017.

[199] Chollet F. Xception: Deep learning with depthwise separable convolutions[C]//Proceedings of the IEEE conference on computer vision and pattern recognition. 2017: 1251-1258.